フィジカルアセスメント ワークブック

身体の仕組みと働きをアセスメントにつなげる

放送大学大学院教授
生活健康科学プログラム
山内豊明

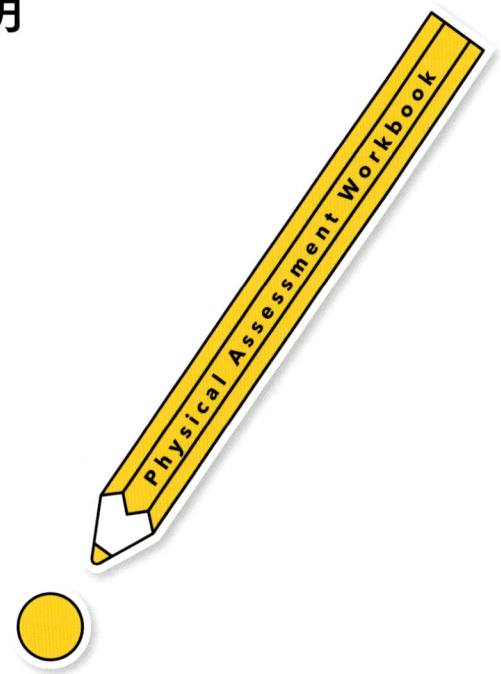

Physical Assessment Workbook

医学書院

著者略歴
山内豊明（やまうち　とよあき）
放送大学大学院教授　生活健康科学プログラム

1985年，新潟大学医学部医学科卒業。1991年，同大学院博士課程修了，医学博士。内科医・神経内科医として通算8年間の臨床経験の後，カリフォルニア大学医学部勤務。「暮らしている人をみる」看護の視点を学ぶべきとの思いから，ニューヨーク州ペース大学看護学部へ(1996年卒)。米国・登録看護師免許取得。1997年，同大学院看護学修士課程修了。米国・診療看護師(ナース・プラクティショナー)免許取得。1998年，オハイオ州ケース・ウェスタン・リザーブ大学看護学部大学院博士課程修了，看護学博士。同年に帰国し，1999年，看護師，保健師免許取得。2002年より名古屋大学大学院医学系研究科 基礎・臨床看護学講座教授。2018年4月より現職。
著書に『フィジカルアセスメント ガイドブック 第2版』『呼吸音聴診ガイドブック』(医学書院)，『フィジカルアセスメント 第4版』(共著，医学書院)，『訪問看護アセスメント・プロトコル』(監修，中央法規出版)，翻訳書に『ベイツ診察法 第2版』『ベイツ診察法ポケットガイド 第3版』(日本語版監修，メディカル・サイエンス・インターナショナル)など多数。

フィジカルアセスメント ワークブック
―身体の仕組みと働きをアセスメントにつなげる

発　行　2014年5月15日　第1版第1刷©
　　　　2023年10月15日　第1版第11刷
著　者　山内豊明
発行者　株式会社　医学書院
　　　　代表取締役　金原　俊
　　　　〒113-8719　東京都文京区本郷1-28-23
　　　　電話　03-3817-5600(社内案内)
印刷・製本　アイワード

本書の複製権・翻訳権・上映権・譲渡権・貸与権・公衆送信権(送信可能化権を含む)は株式会社医学書院が保有します。

ISBN978-4-260-01832-6

本書を無断で複製する行為(複写，スキャン，デジタルデータ化など)は，「私的使用のための複製」など著作権法上の限られた例外を除き禁じられています。大学，病院，診療所，企業などにおいて，業務上使用する目的(診療，研究活動を含む)で上記の行為を行うことは，その使用範囲が内部的であっても，私的使用には該当せず，違法です。また私的使用に該当する場合であっても，代行業者等の第三者に依頼して上記の行為を行うことは違法となります。

JCOPY〈出版者著作権管理機構　委託出版物〉
本書の無断複製は著作権法上での例外を除き禁じられています。複製される場合は，そのつど事前に，出版者著作権管理機構(電話 03-5244-5088，FAX 03-5244-5089，info@jcopy.or.jp)の許諾を得てください。

はじめに

　数年前に，1年間で12 kgの減量をしました。「12 kgも？」と驚かれるかもしれませんが，毎月1 kg，1日あたり33 gの減量です。ならしてみれば，それほど難しい数ではありません。難しいのは，それを「続ける」ことです。

　いきなり30,000円捻出するのは楽ではないですが，毎日100円ずつ「使ったつもり」貯金をすれば，1年間で36,500円も貯まります。

　何かを身につけるトレーニングも同様です。5,000回も腕立て伏せをするのは大変ですが，毎日15回すれば，月に450回，1年間で5,400回にもなります。

　貯金は取り崩さなければそのままですが，ダイエットや体力作りは，うかうかすると元に戻ってしまいます。ですから日々コツコツ続けることも重要になります。

　「続ける」ためのコツは，記録をすることです。正直に記録をして「見える化」しておくことで，現在位置と目標までどのくらい近づいたのかがわかり，励みになります。極意は毎朝体重を量って書いておく，それだけです。

　食べ過ぎると，身体だけでなく体重計に乗る気分も重くなる日もあるでしょう。時々はあってもいいのです，人間ですから。大切なことは，自分をごまかさずに体重計に乗り，正直に記録しておくことです。多少増えても数日以内に取り戻せばいいのです。

　フィジカルアセスメントのトレーニングも，地道な積み重ねがものをいいます。

　本書『フィジカルアセスメント ワークブック』は，いわばプロのナースになるためのトレーニング・サポーターです。プロになる道しるべとしてのマップに相当するものが，『フィジカルアセスメント ガイドブック 第2版』(2011，医学書院)とすれば，そのマップを具体的にどうたどっていくかのペースメーカーに相当するのが，本書です。

　また，フィジカルアセスメントを習得するためには，身体の仕組みと働きをフィジカルアセスメントにつなぐ知識と，アセスメントの結果をケアや観察につなげる力の両者が，車の両輪のように必要です。このワークブックは，その両者の力が身につけられるよう，穴埋め問題だけでなく，しっかりと考えなければ答えられない記述式の設問も設定しました。

　プロのナースとなるトレーニングは，他の誰のためでもありません。責任をもって患者さんに向かう将来の自分のためです。このワークブックには，ちょっとしたテクニックを使えば解ける問題もありますが，そうすることには何の意味もありません。

　腕立て伏せの回数をごまかしても自分のためにはならないのです。正直に，そして気軽に書き込んでいくことで，トレーニングは意味のあるものになるでしょう。

　この『フィジカルアセスメント ワークブック』が，皆さんのパーソナル・トレーナーとして，日々のトレーニングのお役に立つことを願っています。

2014年4月

山内豊明

本書の使い方

　このワークブックの目的は，フィジカルアセスメントに必要な基礎知識と，臨床で使える応用力を身につけることです。

- 使い方に細かい決まりはありません。自分の知識だけで答えるのも力試しになりますし，必要に応じて本を調べて答えることも，よい勉強になります。
- 答えは，直接，本に書き入れても，別のノートに書いても構いません。
- 書き込みが終わったら，別冊の「解答・解説」で答え合わせをしましょう。わからなかった問題については，必ず正解を確認し，正しい答えを書き込んでおきましょう。

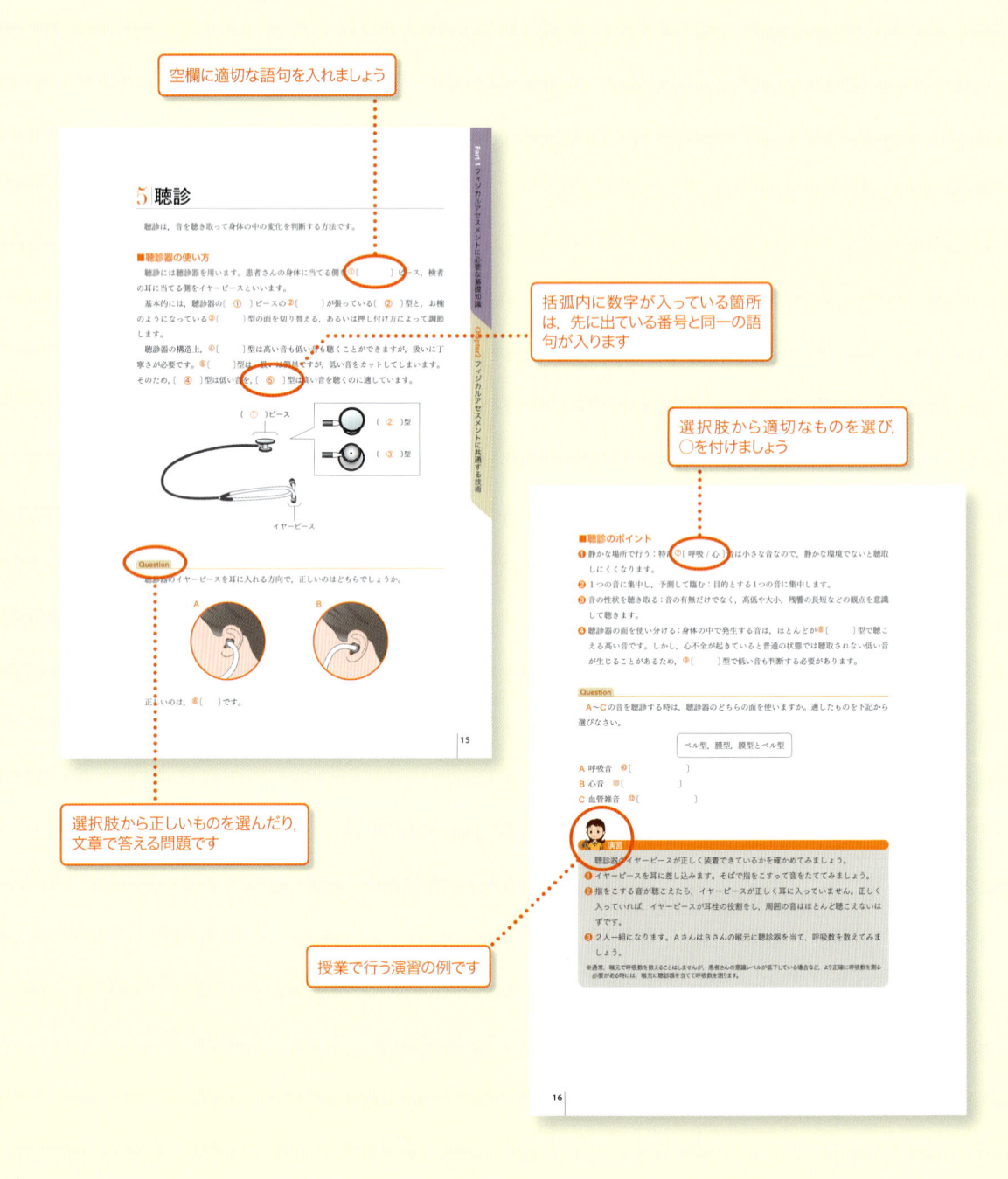

（空欄に適切な語句を入れましょう）

（括弧内に数字が入っている箇所は，先に出ている番号と同一の語句が入ります）

（選択肢から適切なものを選び，○を付けましょう）

（選択肢から正しいものを選んだり，文章で答える問題です）

（授業で行う演習の例です）

「フィジカルアセスメント ワークブック」**目次**

はじめに──iii
本書の使い方──iv

Part 1 フィジカルアセスメントに必要な基礎知識

Chapter 1 人体の部位の名称と表現

1 | 人体の部位の名称

部位の名称──2
各部の名称──3

2 | 身体の方向と位置，姿勢の表し方

方向を示す表現（身体全体）──4
方向を示す表現（身体の部分）──6
姿勢（体位）を示す表現──7

［演習］──8

Chapter 2 フィジカルアセスメントに共通する技術

1 | 問診

問診の観点──9
症状と徴候の違い──9

［演習］──10

2 | 視診

視診の観点──11

3 | 触診

触診に用いる部位──12
触診の表現──12

4 | 打診

打診を使う場面──13
打診の方法──13
打診音の表現──14
［演習］──14

5 | 聴診

聴診器の使い方——15
聴診のポイント——16
[演習]——16

Part 2 身体機能別のフィジカルアセスメント

Chapter 1 呼吸系と循環系のフィジカルアセスメント

1 | 胸部の「場所」の表し方

水平・垂直方向から場所を特定する——18
身体の水平位置を定める——19
身体の垂直位置を定める——20
[演習]——23

2 | 呼吸・循環の働き

呼吸・循環の主な機能——24
酸素不足のサイン——24
[演習]——26

Chapter 2 呼吸系のフィジカルアセスメント

1 | 呼吸器の働きをみる

呼吸器とは——27
胸郭をみる——28
横隔膜をみる——29
呼吸パターンをみる——30
肺の状態を推定する——31

2 | 呼吸音の聴診

胸壁と肺との関係を捉える——35
トラブルの起こりやすい部位——36
正常呼吸音の種類とメカニズム——37
異常呼吸音の種類とメカニズム——39
呼吸音を聴取する——41
[演習]——44

Chapter 3 循環系のフィジカルアセスメント

1 血液が届いているかをみる

循環系とは――46
脈拍をみる――46
血圧を測る――49
動脈・静脈の循環を確認する――52

2 心臓の働きをみる

心臓の構造――53
心臓の大きさを推定する――54
中心静脈圧を推定する――57
心臓のポンプとしての役割――58
心臓の拡張期と収縮期――59
心臓のポンプ機能の不調：心不全――59
左心不全のサイン――60
右心不全のサイン――61

3 心音を聴取する

心音が表すもの――62
［演習］――65

Chapter 4 消化系のフィジカルアセスメント

1 消化系の機能

消化系とは――66
口腔周辺のアセスメント――67

2 腹部のフィジカルアセスメント

腹部に存在するもの――69
フィジカルアセスメントでわかること，わからないこと――71
血管雑音の聴取――72
腸蠕動音の聴取――73
腹部の視診・触診――73
腹水の有無をみる――75
［演習］――76

Chapter 5 感覚系のフィジカルアセスメント

1 見る：眼のフィジカルアセスメント

眼の部位の名称――78

視力，視野のスクリーニング——78
眼位をみる——79
外眼球運動をみる——80
半側空間無視と視野欠損——84
[演習]——85

2｜聴く：耳のフィジカルアセスメント

音が「音」として認識される仕組み——86
聴力のスクリーニング——86
音が聴こえない原因——87
伝音性/感音性難聴の鑑別——87
[演習]——89

Chapter 6　運動系のフィジカルアセスメント

1｜関節可動域をみる

関節可動域とは——90
関節可動域のみかた——90

2｜筋力を測定する

MMT(徒手筋力測定)とは——94
MMTを用いた筋力測定——95
[演習]——99

Chapter 7　中枢神経系のフィジカルアセスメント

1｜意識状態を測る

中枢神経系とは——100
意識，意識障害とは——100
意識障害の程度を評価する——101
呼吸パターンを確認する——103
瞳孔および対光反射を確認する——104
意識障害時に特異的な肢位——105
[演習]——105

2｜高次脳機能を評価する

高次脳機能とは——106
認知症のアセスメント——106
失語のアセスメント——107
[演習]——109

ブックデザイン●遠藤陽一（デザインワークショップジン）
イラスト●櫻井ゆきのり

Part
1

フィジカルアセスメントに必要な
基礎知識

Chapter 1 人体の部位の名称と表現

1 人体の部位の名称

■部位の名称

人体の部位を大きく分けると，頭部，①〔　　〕部，胸部，②〔　　〕部，四肢（手足）となります。 胸部と〔　②　〕部は横隔膜によって仕切られます。

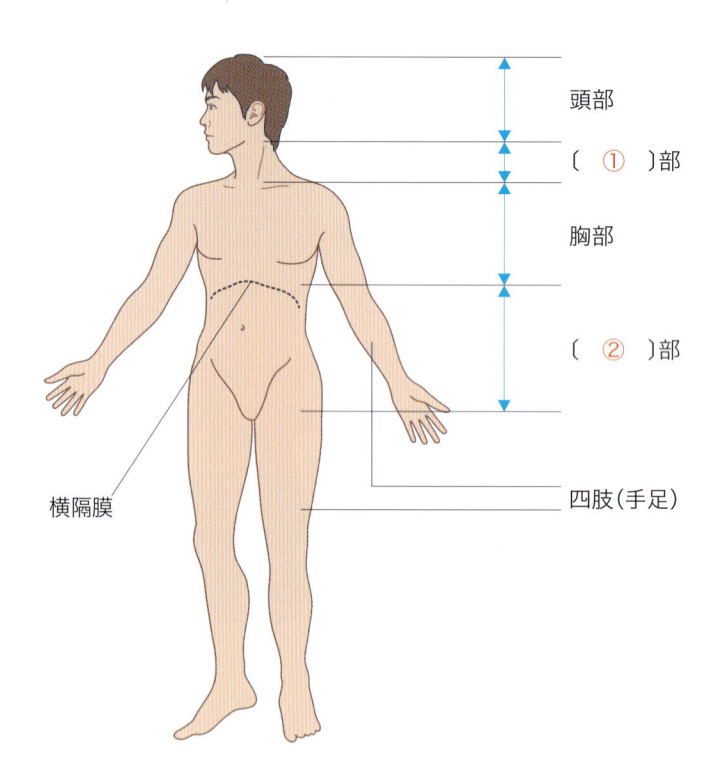

頭部
〔　①　〕部
胸部
〔　②　〕部
四肢(手足)

横隔膜

NOTE　ずがいこつ？ とうがいこつ？

「頭蓋骨」を何と読むでしょう。一般的には「ずがいこつ」。でも，解剖学や医学では「とうがいこつ」と読みます。ただし，「頭蓋内圧亢進」は「ずがいないあつこうしん」です。

「外側（そとがわ）」を医学用語では「がいそく」，同様に「睫毛（まつげ）」を「しょうもう」，「耳朶（みみたぶ）」を「じだ」。一般の言葉と医療用語では表現が異なるものが多くあります。

医療の場で「みみたぶ」「まつげ」と言っても誤りではありませんが，専門的な読み方があることも知っておきましょう。

■各部の名称

私たちが日常使う言葉と，医学で用いる言葉には異なるものがあります。

たとえば，日常使われる「肩」は③〔　　　〕，「お尻」は④〔　　　〕と呼ばれます。

手の指は⑤〔　　　〕，足の指は⑥〔　　　〕です。

フィジカルアセスメントに関連の深い，人体各部の医学用語を確認しておきましょう。

【下肢】

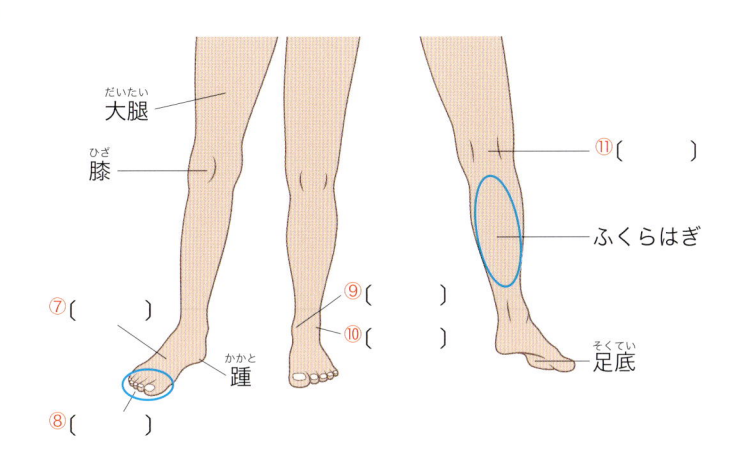

大腿
膝
⑦〔　　　〕
⑧〔　　　〕
踵
⑨〔　　　〕
⑩〔　　　〕
⑪〔　　　〕
ふくらはぎ
足底

【上肢】

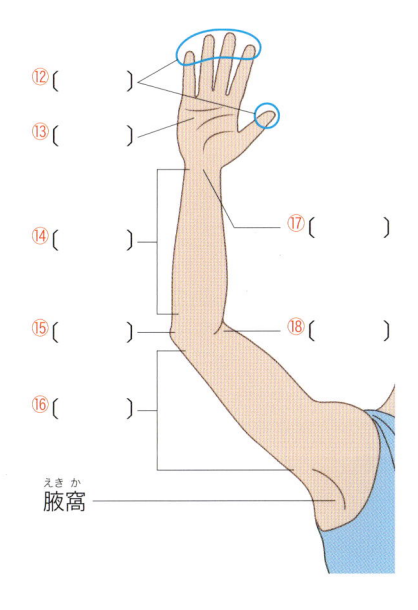

⑫〔　　　〕
⑬〔　　　〕
⑭〔　　　〕
⑮〔　　　〕
⑯〔　　　〕
⑰〔　　　〕
⑱〔　　　〕
腋窩

【手】

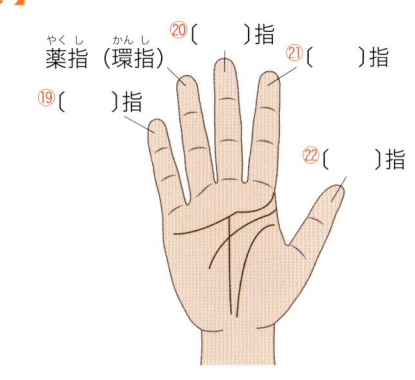

薬指（環指）
⑲〔　　　〕指
⑳〔　　　〕指
㉑〔　　　〕指
㉒〔　　　〕指

【指関節】

㉓（　　　）指節間関節（DIP関節）
㉔（　　　）指節間関節（PIP関節）
㉕（　　　）指節間関節（MP関節）
指節間関節（IP関節）
手関節

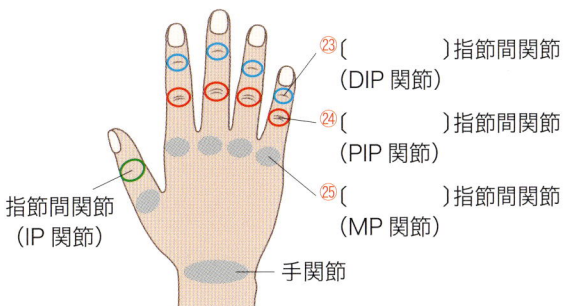

2 身体の方向と位置, 姿勢の表し方

■方向を示す表現（身体全体）

身体の方向を表現する時は，地面に直立した姿勢を基準にします。

【上下】

上方を①〔　　〕側，下方を②〔　　〕側といいます。

【左右】

③〔　　〕側，④〔　　〕側に分かれます。

ただし，これは対象となる人の「左右」であることに注意しましょう。患者と向き合った時，自分にとっての「右」は，患者の「左」になります。患者を背中側から見る時，自分と患者の左右は一致します。

【前後】

前方を⑤〔　　〕側（あるいは臍側），後方を⑥〔　　〕側と呼びます。

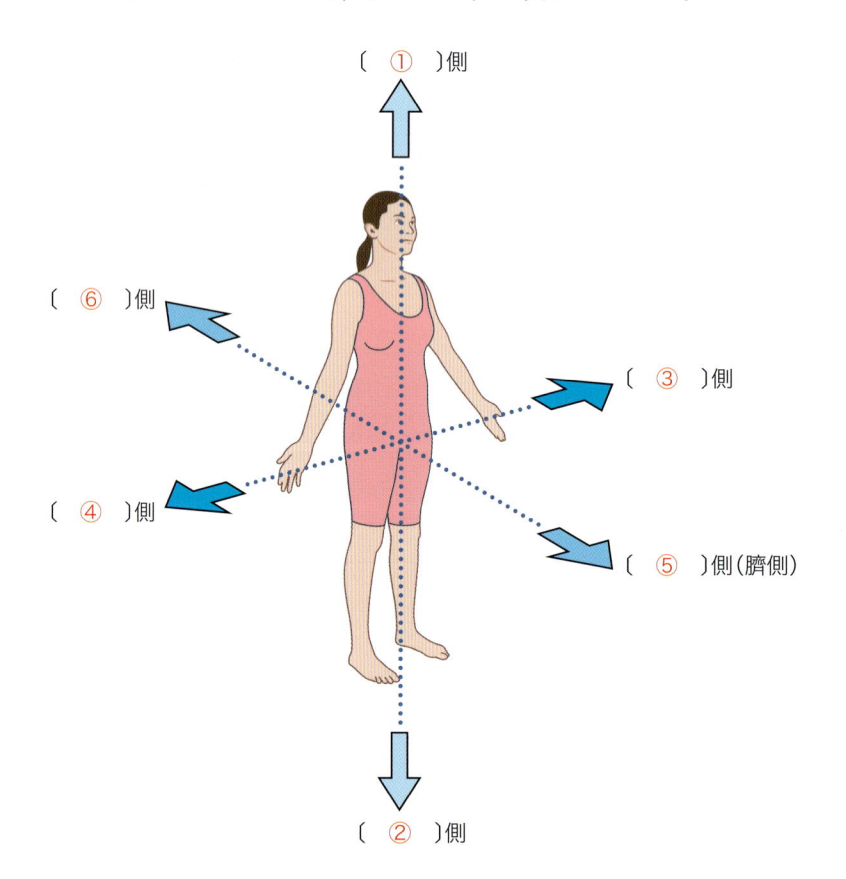

〔　①　〕側

〔　⑥　〕側

〔　③　〕側

〔　④　〕側

〔　⑤　〕側（臍側）

〔　②　〕側

【内外】

体表に近いほうが⑦〔　　〕，遠いほうが⑧〔　　〕です。

〔　⑦　〕を「浅い」，〔　⑧　〕を「深い」と表現することもあります。

【断面】

身体を輪切りにした時の高さを示すのが⑨〔　　　〕面（横断面）です。
地表と平行に，身体を上下に分ける面です。

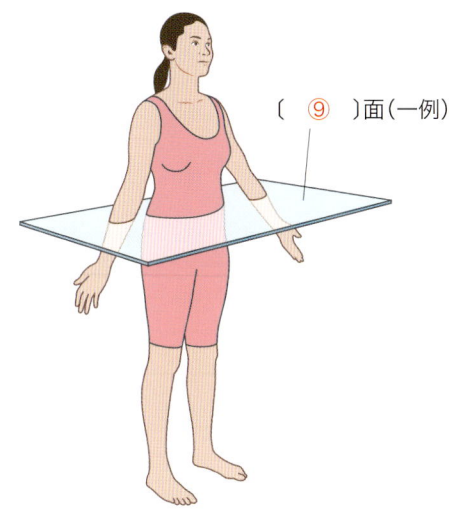

〔　⑨　〕面（一例）

身体を縦切りした時の位置は，⑩〔　　　〕面と⑪〔　　　〕面（前頭面，冠状面とも呼ばれる）で表されます。

左右方向に分けるのが〔　⑩　〕面，前後方向に分けるのが〔　⑪　〕面です。

〔　⑩　〕面のうち，身体を⑫〔　　　〕等分に分ける面を正中面と呼びます。

正中面に近いほうを⑬〔　　〕側，遠いほうを⑭〔　　〕側と呼ぶこともあります。

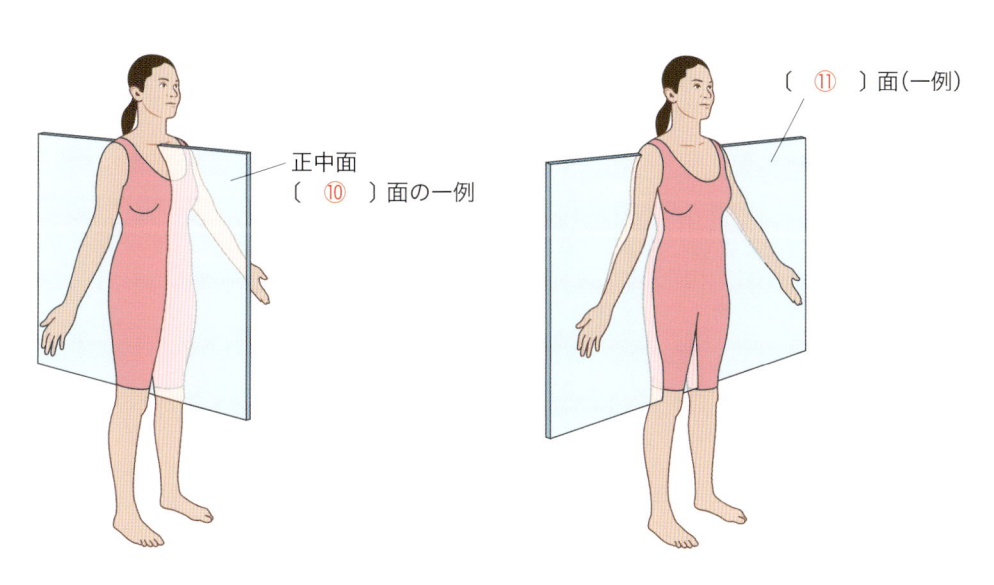

正中面
〔　⑩　〕面の一例

〔　⑪　〕面（一例）

Part 1 フィジカルアセスメントに必要な基礎知識

Chapter1 人体の部位の名称と表現

5

■方向を示す表現（身体の部分）

【中心からの位置（方向）】

四肢において，体幹に近いほうを⑮〔　　〕位，遠いほうを⑯〔　　〕位といいます。
同様に，中枢側に対して末端を末梢側と呼びます。

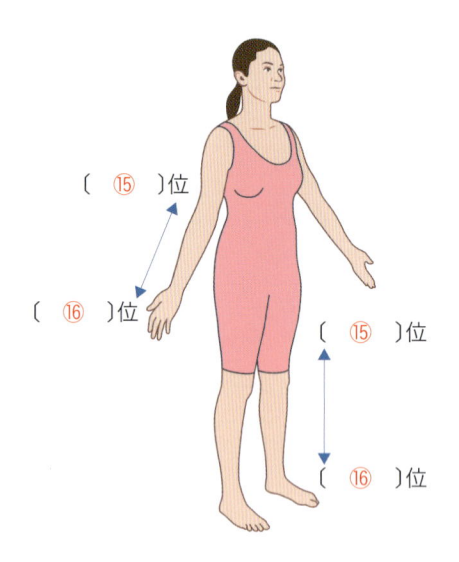

〔⑮　　〕位
〔⑯　　〕位
〔⑮　　〕位
〔⑯　　〕位

【前腕における位置】

前腕の小指側を⑰〔　　〕側，母指側を⑱〔　　〕側といいます。
最も脈拍が触れやすく，脈拍測定で触知するのは⑲〔　　〕動脈です。

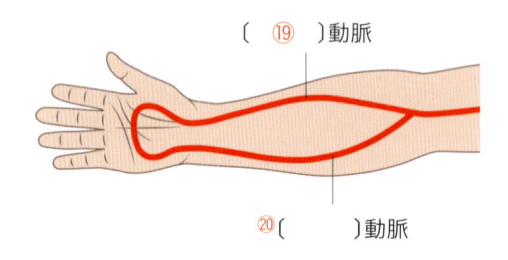

〔⑲　　〕動脈
⑳〔　　〕動脈

> **NOTE　脳神経は中枢？ 末梢？**
>
> 　人体の方向を示す時，空間的に体幹から「近いか，遠いか」という相対的な場所を表現するのが「中枢」「末梢」という言葉です。
> 　しかし，神経の場合，その意味は異なります。
> 　神経でいう中枢とは「判断者」，末梢とは「伝達係」を指します。つまり，何かを判断するのが中枢神経で，それを伝えるだけの，いわば下っ端が末梢神経です。神経でいう「中枢」「末梢」は，場所ではなく，役割を指しているのです。
> 　頭蓋骨の中にある脳神経は，「場所」として捉えると「中枢」のように考えがちですが，機能的には「中枢神経」ではなく「末梢神経」です。

■姿勢（体位）を示す表現

【立っている，座っている】

立った状態は㉑〔　　〕位，　座った状態は㉒〔　　〕位と呼ばれます。

◉ ㉓〔　　　〕位：足を下ろして座った姿勢　　◉ ㉔〔　　　〕位：膝を伸ばして座った姿勢

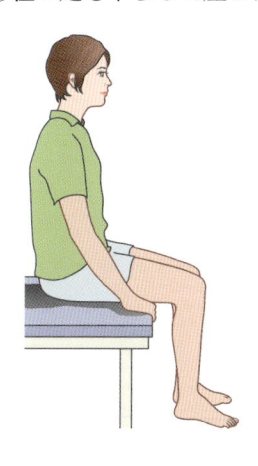

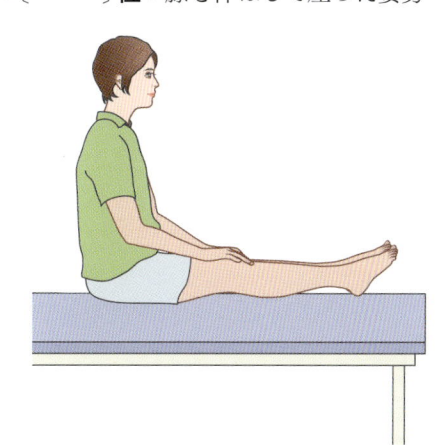

【身体を横たえている】

ベッドや床に身体を横たえた姿勢を㉕〔　　〕位と呼びます。

◉ ㉖〔　　　〕位（または**背臥位**）：顔を上方に向けて寝た姿勢（あおむけ）

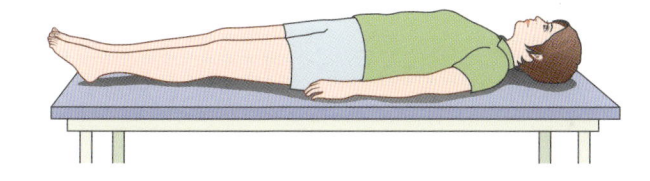

◉ ㉗〔　　　〕位（または**伏臥位**）：顔を下方に向けて寝た姿勢（うつぶせ）

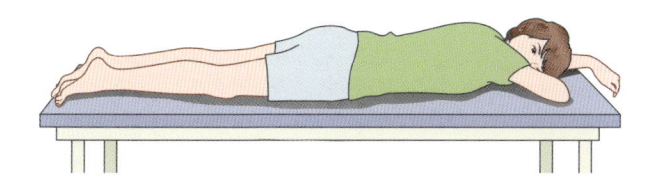

◉ ㉘〔　　　〕位：身体を横向きにして寝た姿勢
◉ ㉙〔　　　〕位：身体の右側を下にした姿勢

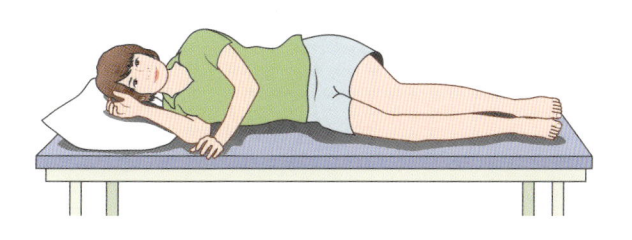

◉ ㉚〔　　　　〕位：身体の左側を下にした姿勢

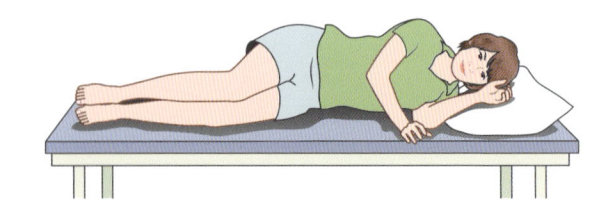

【その他の体位】

◉ ㉛〔　　　　　〕位（半座位）：〔 ㉖ 〕位で上半身を起こした姿勢。水平に〔 ㉖ 〕位をとった場合よりも，㉜〔　　　　〕が下がり呼吸（換気）がしやすくなります。

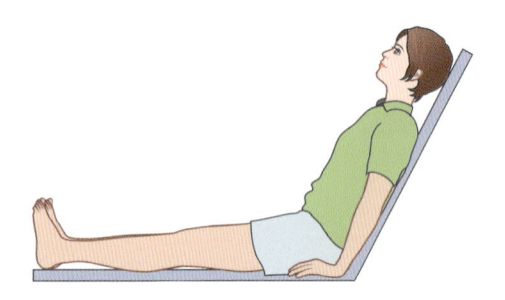

上半身をさらに下げた姿勢を㉝〔　　　　　〕位と呼ぶこともあります。

◉ ㉞〔　　　　　〕体位：脳循環を優先するため，両下肢を挙上し頭を足より低くした姿勢

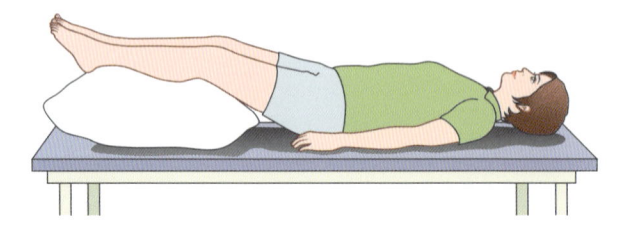

演習

医学用語で説明した事柄を正しく伝えることができるか，伝言ゲームを行います。

❶ 3人一組になります。Aさんは「身体のある一部分」について，医学用語を用いてBさんだけに伝えます（例：「左腕の肘頭関節よりも遠位で橈側」「右手のMP関節とPIP関節の間」など）。
❷ Bさんは，その位置をCさんに指し示します。
❸ Cさんは，その位置を医学用語で説明します。
❹ Aさんの説明とCさんの説明が一致しているか，確認しましょう。

Chapter 2 フィジカルアセスメントに共通する技術

1 問診

　アセスメント技術を用いる際は，患者さんに負担が少ないものから行うのが基本です。まず話を聴いて（問診），①〔　　　〕診，②〔　　　〕診，③〔　　　〕診，④〔　　　〕診の順に行います。

　ただし，腹部のアセスメントは，問診，⑤〔　　　〕の次に⑥〔　　　〕診を行います。これは，次に行う⑦〔　　　〕診，⑧〔　　　〕診によって腸蠕動音が増強することがあるためです。

■問診の観点

Question

　患者さんから話を聴くことで，不調の原因を推測し，緊急度を見抜くのが問診です。
　問診は，基本的に以下の7つの観点に沿って進めます。表中の空欄に適切な語を入れなさい。

▼問診の観点

観点	例
発症	いつから症状が起こったか，どのような状況で起こったか，突然起こったのか，徐々に起こったのか
経過	今も継続して症状があるのか，良くなっているのか悪くなっているのか，どれくらいの頻度で起こるか
質	痛みであれば鋭い痛みか差し込むような痛みか，咳であれば乾いた咳か痰が絡んだ咳か，など
量や程度	痛みであればどの程度なのか（まったく痛くないのをゼロ，これ以上ないと思われる痛みを10とすると，今の痛みはどの程度なのか，など）
部位	身体のどの部分に症状が出ているか，特に症状の強い部位はどこか
悪化・⑨〔　　　〕因子	どうすると症状が悪化するのか，どうすれば楽になるか
⑩〔　　　〕症状	ほかに気になる症状はないか

■症状と徴候の違い

　症状と徴候は，まとめて⑪〔　　　〕として扱われることもありますが，もともとは別のものです。

- **症状**：患者さん自身が体験している世界のこと。⑫〔　　　〕的情報，⑬〔　　　〕情報（自

覚的所見）とも呼ばれます。
- **徴候**：他者から確認できる様子のこと。⑭〔　　　〕的情報，⑮〔　　　〕情報（他覚的所見）とも呼ばれます。

呼吸に関連する例としては，「呼吸困難」や「息苦しさ」は⑯〔 症状 / 徴候 〕であり，「呼吸不全」は⑰〔 症状 / 徴候 〕から得られたアセスメント結果です。

Question

次にあげる言葉は，「症状」「徴候」のどちらを表す言葉でしょうか。

a．易疲労感　　b．チアノーゼ　　c．動悸　　d．めまい　　e．ばち状指
f．頻脈　　　　g．不整脈　　　　h．嘔気　　i．疼痛

- 症状を表す言葉：⑱〔　　　　　　〕
- 徴候を表す言葉：⑲〔　　　　　　〕

NOTE　「症状」にも「徴候」にもなる情報

症状は「他人がみてもわからないもの」，徴候は「他人からわかるもの」ですが，その区別が曖昧なものがあります。

たとえば「便秘」は症状ですが，「下痢」はどうでしょうか。「下痢をしている」という患者さんの訴えは症状を表す情報ですが，実際に下痢の状態を確認した場合は徴候を表す情報となります。

演習

患者役，ナース役になって，問診でのやり取りを行ってみましょう。
1. 2人一組になり，患者役とナース役を決めます。
2. 患者役は，これまでにお腹をこわしたり，風邪を引いた時の経験を思い出してみてください。その時の症状をナース役に訴えます。
3. ナース役は問診の7つの観点（▶p.9）を参考に問診を行います。
4. 問診の結果を，症状と徴候に分けて記録してみましょう。

2 視診

視診とは，患者さんを目で見て，身体各部の特徴，異常の有無を判断することです。

視診で必要な情報を得るためには，「何を見ているのか」を整理し，観点を明確にすることが必要です。

■視診の観点

Question

視診に際しては，「患者さんの全体を見る」観点を整理しておくことが必要です。適切な語を下記から選んで，表を完成させなさい。

> 発育，姿勢，意識，行動，精神，動作，活動

▼視診の観点

観点	例
①〔　　　〕状態	「目を開けているか，閉じているか」「手足を動かしているかどうか」などの着目点をすべて総合して評価する 「目に見える姿」イコール「〔　①　〕レベル」とはならない
②〔　　　〕状態，気分	「何だか落ち込んでいるようだ」「少し眠そうだ」など，無意識に判断していること
③〔　　　〕状態	身長や体重，頭の大きさなどが正常を逸脱していないか，その人の年齢を含めて自然に着目していること
体位や④〔　　　〕	「気をつけ」の姿勢で立っているか，大の字で横たわっているか。椅子にまっすぐに座れているか，どちらかに身体が曲がっていないか，などを「全体」として見る
⑤〔　　　〕性	「どのくらいアクティブに動いているのか」を全身の動きから判断する

Question

全体だけでなく，部分としてよく見るとわかること，細かく見てわかることもあります。身体の部位を細かく見る時の観点を3つ，あげてみましょう。

⑥〔　　　　　　　　　　　　　　　　〕
⑦〔　　　　　　　　　　　　　　　　〕
⑧〔　　　　　　　　　　　　　　　　〕

HINT たとえば指先に着目してみましょう。指先の皮膚の色，むくみ，爪の色や割れがないかなど，細かな観点が考えられます。

3 触診

　触診とは，患者さんの身体に手で触れることで，身体各部の皮膚の状態や皮下の組織や臓器，あるいは血管や血流状態などを判断することです。

■触診に用いる部位

Question

　触診には，触覚の鋭敏な手を用います。触診の目的と，触診に用いる適切な部位(A～C)を正しく組み合わせなさい。

◉触診の目的
- 振動をみる（触覚振盪音(しんとうおん)の触知など）①〔　　〕
- 滑らかさや弾力性をみる（皮膚表面の性状の触知やリンパ節腫脹の有無など②〔　　〕
- 温度をみる（手足の冷感の有無など）③〔　　〕

◉触診に用いる適切な部位

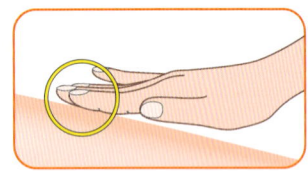

A 指先

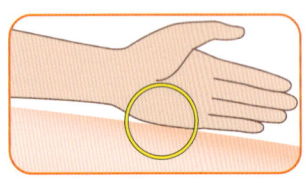

B 関節の内側や付け根，小指の付け根の中指骨

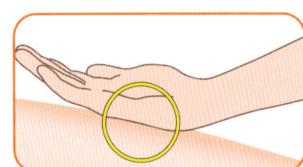

C 手の甲

■触診の表現

　リンパ節などを触れた時に様々な方向に動くことを，「④〔　　　〕性が良い」と表現します。
　何もしなくても自覚される痛みは⑤〔　　　〕痛と呼ばれ，触られてはじめて痛みがわかるのが⑥〔　　　〕痛です。

4 打診

　打診とは，患者さんの身体の表面を叩くことで振動を起こし，音を生じさせ，その音を聴き取ることで身体の中を推定する方法です。

■打診を使う場面

　打診は，患者さんに痛みを感じさせる可能性もあるので，本当に必要な場面でのみ行います。

　ベッドサイドで行う打診としては，①〔　　　〕臓や②〔　　　〕臓の大きさの推定や，横隔膜の位置の推定，腹部膨満の原因の推定などで用いられます。

■打診の方法

　患者さんの身体に片方の手指を当てがい，もう一方の手指でその真上から叩きます。

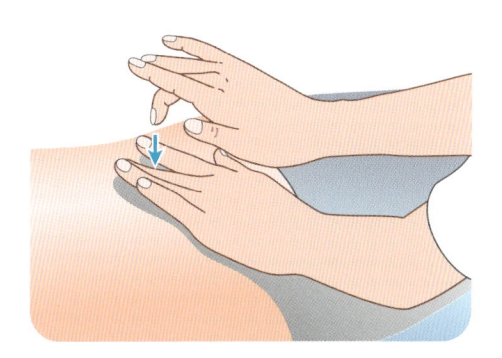

Question

　打診の際，叩く時の指の動きとして，正しい方法を1つ，選びなさい。

A 手首のスナップを利かせて叩き，叩いた後はすぐに離す。
B 患者さんに負担をかけないよう，ゆっくりと優しく叩く。
C 前腕全体も一緒に大きく動かし，連続して数回叩く。

　正しいのは，③〔　　〕です。

■打診音の表現

打診した時の音（打診音）は，共通した表現を用いて表現します．

Question

打診音の表現を，下記から選んで表を完成させなさい．

> 鼓，過共鳴，共鳴，濁，平坦

▼打診音の表現

音の表現	音の性質	内部の状態	臓器
④（　　）音	よく響く音	空洞（外側が硬い構造）	肺
⑤（　　）音	ポコポコという音	空洞で柔らかい袋状	胃や腸管
⑥（　　）音	ほとんど響かない	組織や水で詰まっている	肝臓

演習

身近にあるものを使って，打診による音の違いを感じてみましょう．

❶ 周囲にある壁や机を使って打診の練習をします．片手の指を壁や机にすき間なくピタッと押し付けます．もう一方の手で手首のスナップを利かせて，当てがっている指を真上から叩きます．

❷ 打診する位置を左右，上下に変えていきます．下に硬いものがある時と空洞の場合では，音の質が変わります．その音の違いによって，構造物の中の状態を予測してみましょう（柱がある，空洞である，など）．

NOTE　患者さんの身体に手を当てがう理由

打診の際は，患者さんの身体を直接叩かず，自分の片手を患者さんの身体に当てがい，その上から叩きます．患者さんの身体に手を当てがうのは，患者さんに強い痛みを与えないためという意味もありますが，本来の目的は，打診音をよく響かせるためです．音は固い表面のほうがよく響くので，自分の手の固いところ，つまり指の節の骨（指節骨）を打診しようとしている部分にピタッと押し付けることで，打診音が響きやすくなるのです．

打診は，臨床で日常的に行う手技ではありません．しかし，腹部の状態を確認する時など，知っていると便利な手技です．打診する指の動きと当てがう手の意味をしっかりと理解し，正しい方法を身につけておきましょう．

5 聴診

聴診は，音を聴き取って身体の中の変化を判断する方法です。

■聴診器の使い方

聴診には聴診器を用います。患者さんの身体に当てる側を①〔　　　〕ピース，検者の耳に当てる側をイヤーピースといいます。

基本的には，聴診器の〔　①　〕ピースの②〔　　　〕が張っている〔　②　〕型と，お椀のようになっている③〔　　　〕型の面を切り替える，あるいは押し付け方によって調節します。

聴診器の構造上，④〔　　　〕型は高い音も低い音も聴くことができますが，扱いに丁寧さが必要です。⑤〔　　　〕型は，扱いは簡単ですが，低い音をカットしてしまいます。そのため，〔　④　〕型は低い音を，〔　⑤　〕型は高い音を聴くのに適しています。

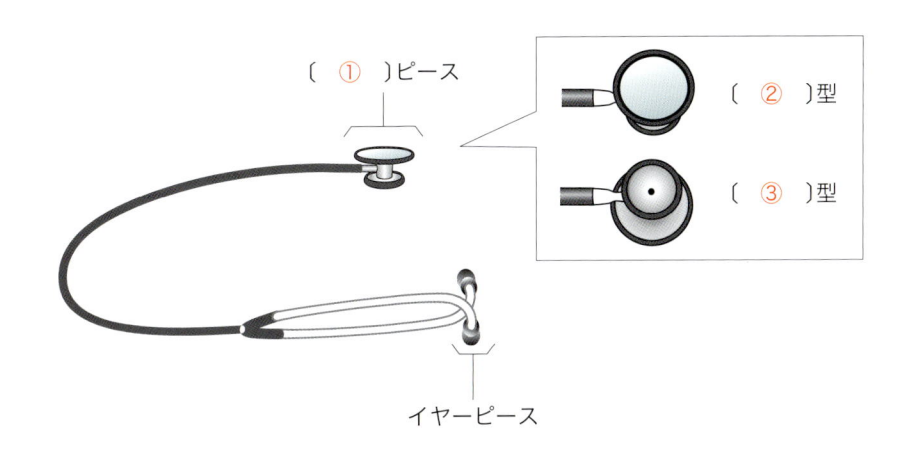

〔　①　〕ピース

〔　②　〕型

〔　③　〕型

イヤーピース

Question

聴診器のイヤーピースを耳に入れる方向で，正しいのはどちらでしょうか。

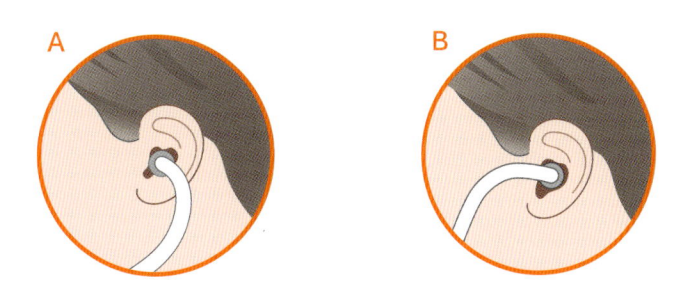

A　　　　B

正しいのは，⑥〔　　　〕です。

■ 聴診のポイント

❶ 静かな場所で行う：特に⑦〔 呼吸 / 心 〕音は小さな音なので，静かな環境でないと聴取しにくくなります。

❷ 1つの音に集中し，予測して臨む：目的とする1つの音に集中します。

❸ 音の性状を聴き取る：音の有無だけでなく，高低や大小，残響の長短などの観点を意識して聴きます。

❹ 聴診器の面を使い分ける：身体の中で発生する音は，ほとんどが⑧〔　　　〕型で聴こえる高い音です。しかし，心不全が起きていると普通の状態では聴取されない低い音が生じることがあるため，⑨〔　　　〕型で低い音も判断する必要があります。

Question

A〜Cの音を聴診する時は，聴診器のどちらの面を使いますか。適したものを下記から選びなさい。

> ベル型，膜型，膜型とベル型

A 呼吸音　⑩〔　　　　〕
B 心音　　⑪〔　　　　〕
C 血管雑音　⑫〔　　　　〕

演習

聴診器のイヤーピースが正しく装着できているかを確かめてみましょう。

❶ イヤーピースを耳に差し込みます。そばで指をこすって音をたててみましょう。

❷ 指をこする音が聴こえたら，イヤーピースが正しく耳に入っていません。正しく入っていれば，イヤーピースが耳栓の役割をし，周囲の音はほとんど聴こえないはずです。

❸ 2人一組になります。AさんはBさんの喉元に聴診器を当て，呼吸数を数えてみましょう。

※通常，喉元で呼吸数を数えることはしませんが，患者さんの意識レベルが低下している場合など，より正確に呼吸数を測る必要がある時には，喉元に聴診器を当てて呼吸数を測ります。

Part 2

身体機能別の
フィジカルアセスメント

Chapter 1 呼吸系と循環系のフィジカルアセスメント

1 胸部の「場所」の表し方

　呼吸や循環の役割を担う臓器である肺や心臓は，胸郭の中にあります。呼吸系と循環系のフィジカルアセスメントの前提として，胸部における「場所」の表現の仕方を身につける必要があります。

■水平・垂直方向から場所を特定する

　胸壁の「ある1点」を正しく伝えるためには，胸壁表面での「特定の部位」を指標（ランドマーク）として用います。「右の上のほう」などと言っても，正確な場所を伝えることはできません。

　胸壁表面で部位を表す際，その基盤となるのは①〔　　　〕です。

【水平位置】

　水平位置（身体を輪切りにした時の高さ）は，肋骨や②〔　　　〕が何番目のものか，で表現できます。

【垂直位置】

　垂直位置（身体を縦切りにした時の位置）は，身体の③〔　　　〕線からの距離で表すと確実です。

【水平と垂直位置の交点】

　水平位置と垂直位置の交わった部位は1か所しかないので，胸郭表面の1点を確実に表すことができます。

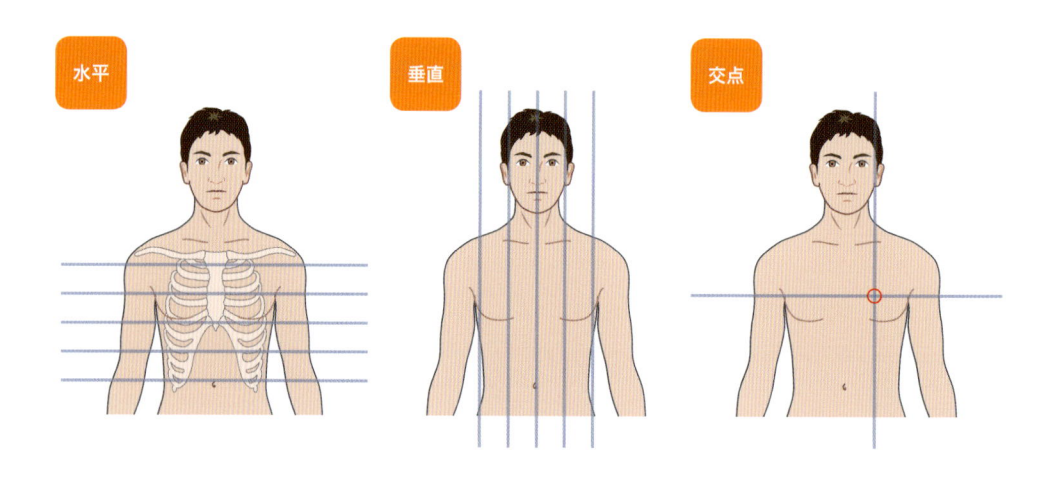

水平　　垂直　　交点

■身体の水平位置を定める

手で触れている④〔　　　〕や⑤〔　　　〕を指標にして，身体の水平位置を定めます。

【肋骨の数え方（腹側）】

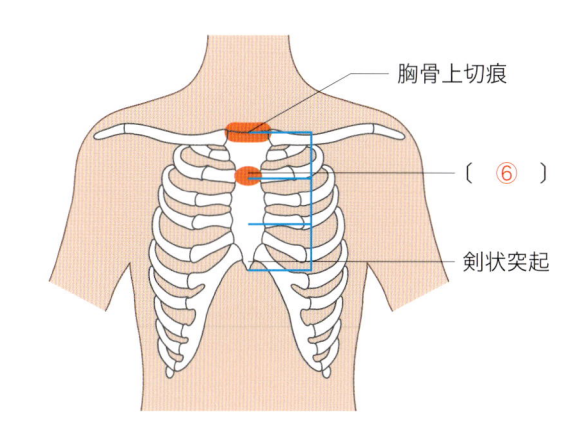

胸骨上切痕（きょうこつじょうせっこん）と剣状突起（けんじょうとっき）との間の，上から1/4～1/3の付近で水平に走る低い畝（うね）のように隆起している部分を見つけます。これが⑥〔　　　〕です。

〔⑥〕に接合しているのは，第⑦〔　　　〕肋骨です（**図A**）。

第⑦〔　　　〕肋骨が同定できれば，後は簡単です。その下の肋骨が第⑧〔　　　〕肋骨，第⑨〔　　　〕肋骨と続きます。

【肋間の数え方（腹側）】

第〔⑦〕肋骨と第〔⑧〕肋骨の間に示指と中指をそろえて置きます（**図B**）。ここが第⑩〔　　　〕肋間です。次に，その下の肋間に一方の指を滑らせます。そこが第⑪〔　　　〕肋間です。同様の方法で，その下の第⑫〔　　　〕肋間を確認することができます。

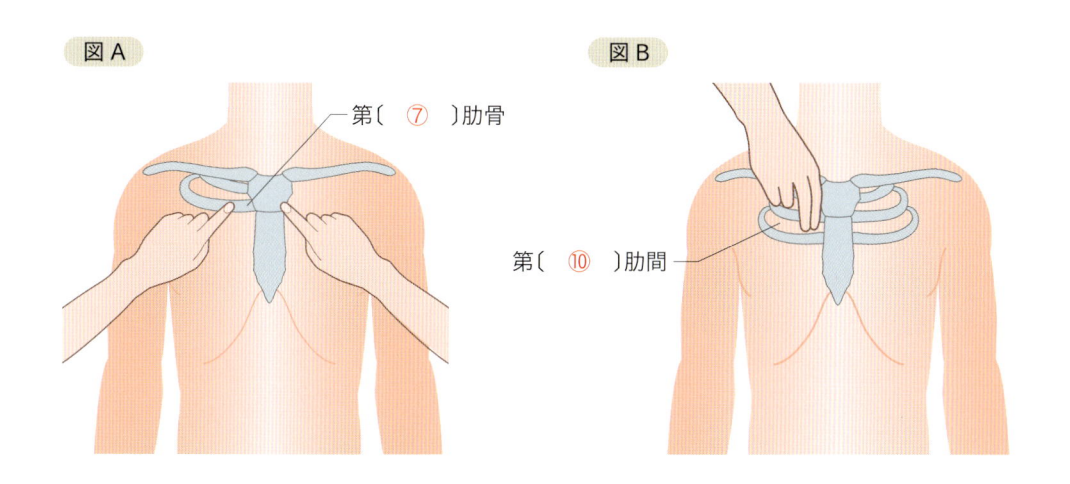

図A　第〔⑦〕肋骨

図B　第〔⑩〕肋間

【肋骨の数え方（背側）】

背中の正中を通る⑬〔　　　〕のすぐ左右を，腰のほうから頭のほうに向かって触っていきます。最初に触れた肋骨が第⑭〔　　　〕肋骨です。

そのまま頭の方向に向かって上がっていけば，第⑮〔　　　〕肋骨，第⑯〔　　　〕肋骨と数えることができます。

頭のほうから数える方法もあります。肩甲骨の下端である⑰〔　　　〕は，通常，第⑱〔　　　〕肋骨に接しています。その下の肋骨が第⑲〔　　　〕肋骨，さらにその下が第⑳〔　　　〕肋骨と数えていきます。

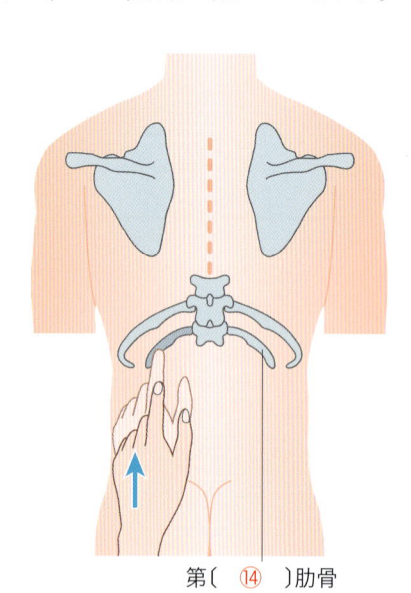

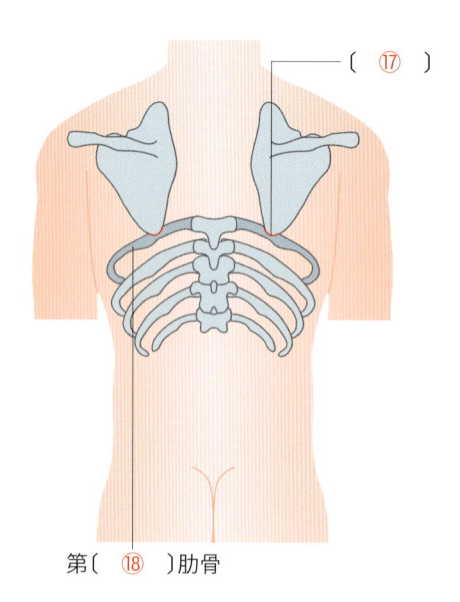

〔⑰〕

第〔⑭〕肋骨　　　　　　　　　　　第〔⑱〕肋骨

【肋間の数え方（背側）】

「肋骨の数え方」に示したように肋骨の数を同定し，肋骨と肋骨の間を数えていきます。

■身体の垂直位置を定める

身体の垂直位置を定めるために，身体の上に仮想の縦線を定め，そこからの距離を推測します。

【胸郭腹側】

- ㉑〔　　　〕**線**：胸骨を縦に真っ二つに割る線，すなわち正中線のこと
- ㉒〔　　　〕**線**：腋窩の前の縁を縦に通る線
- ㉓〔　　　〕**線**：鎖骨の中央（肩峰と胸骨接合部の中点）を縦に通る線

【胸郭背側】

- ㉔〔　　　　〕線：脊椎を縦に真っ二つに割る線，すなわち正中線のこと
- ㉕〔　　　　〕線：腋窩の後の縁を縦に通る線
- ㉖〔　　　　〕線：肩甲骨の下端である㉗〔　　　〕を縦に通る線

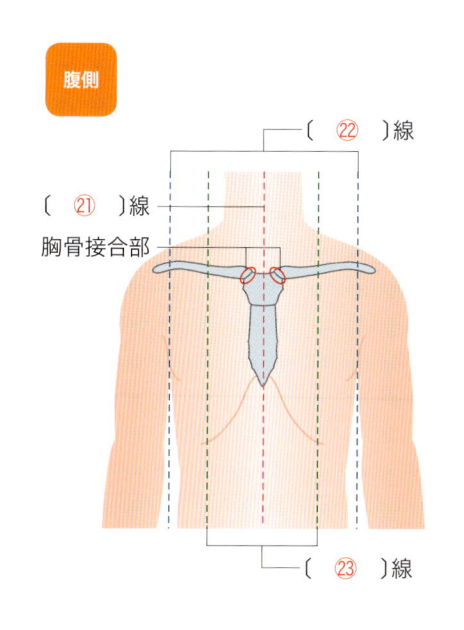

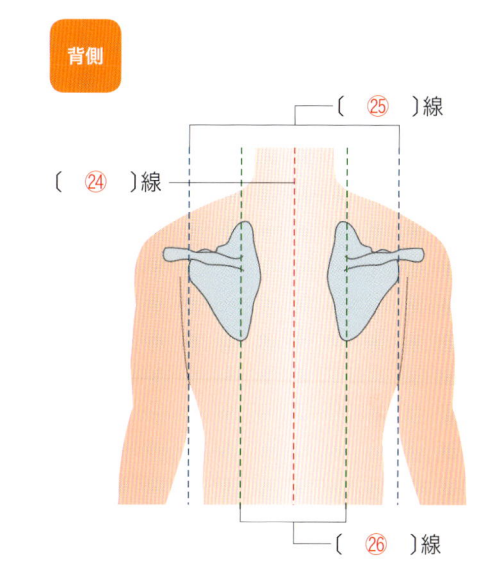

腹側

〔 ㉒ 〕線
〔 ㉑ 〕線
胸骨接合部
〔 ㉓ 〕線

背側

〔 ㉕ 〕線
〔 ㉔ 〕線
〔 ㉖ 〕線

【側面】

- ㉘〔　　　　〕線：腋窩の中央を通る線
- ㉙〔　　　　〕線：腋窩の後境界を通る線
- ㉚〔　　　　〕線：腋窩の前境界を通る線

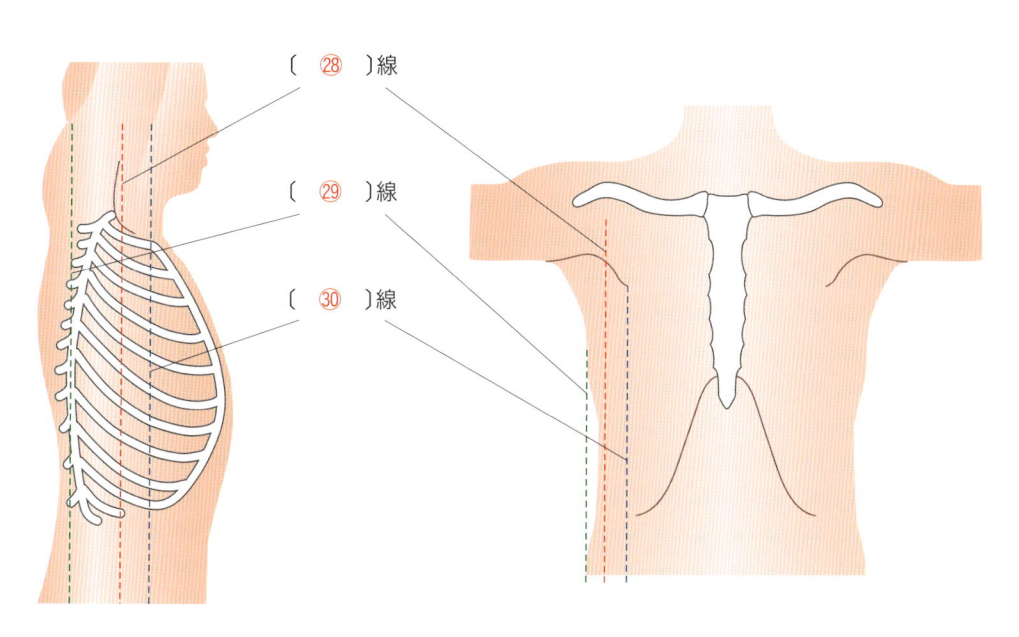

〔 ㉘ 〕線
〔 ㉙ 〕線
〔 ㉚ 〕線

Question

次にあげる胸郭の部位，指標線の位置を，下図の空欄に入れなさい。

> 鎖骨，第2肋骨，第3肋骨，第2肋間，第3肋間，胸骨上切痕，
> 胸骨柄，胸骨体，胸骨角，剣状突起，胸骨中線，鎖骨中線

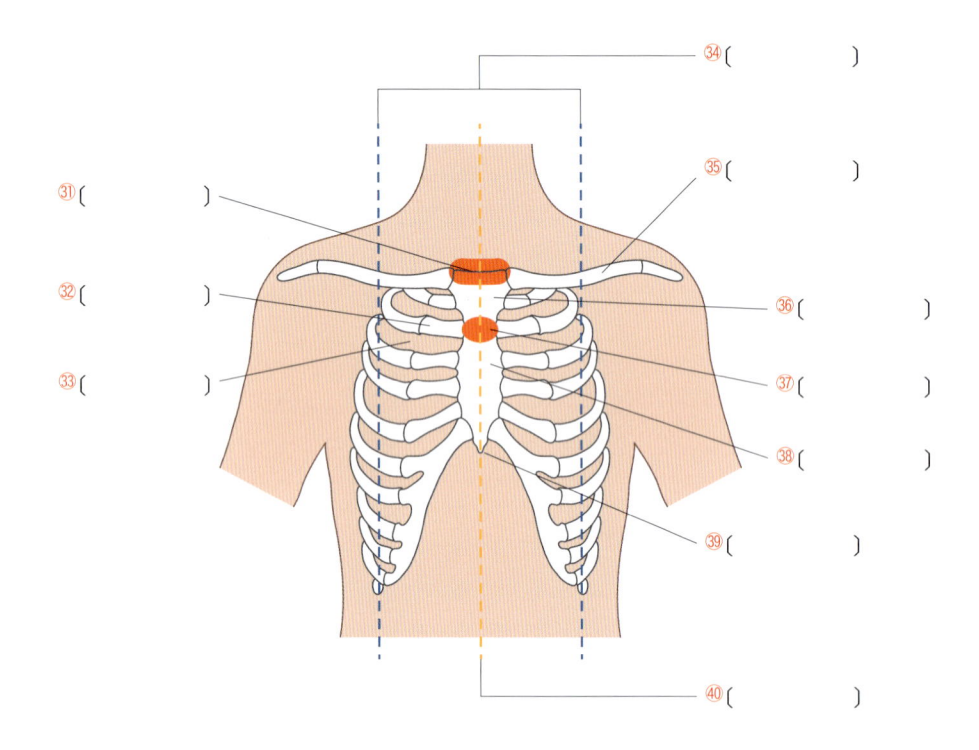

㉞ (　　　　　)
㉛ (　　　　　)
㉜ (　　　　　)
㉝ (　　　　　)
㉟ (　　　　　)
㊱ (　　　　　)
㊲ (　　　　　)
㊳ (　　　　　)
㊴ (　　　　　)
㊵ (　　　　　)

Question

12誘導心電図をとる際，両手両足（四肢誘導）と，胸部に6点（胸部誘導），電極を貼ります。胸部誘導の電極（V_1～V_6）の位置について，下記の空欄を埋めなさい。

誘導	色	部位
V_1	赤	第㊶ (　　) 肋間，胸骨㊷ (　　) 縁
V_2	黄	第㊸ (　　) 肋間，胸骨㊹ (　　) 縁
V_3	緑	V_2とV_4を結ぶ線上の中点
V_4	茶	第㊺ (　　) 肋間と㊻ (　　　　) 線上の交点
V_5	黒	㊼ (　　　　) 線上のV_4と同じ高さ
V_6	紫	㊽ (　　　　) 線上のV_4と同じ高さ

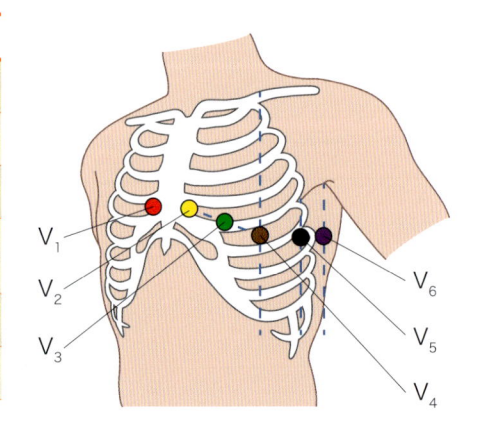

22

Question

胸郭上のAとBの位置について，臨床で共通する言葉を使って説明しなさい。

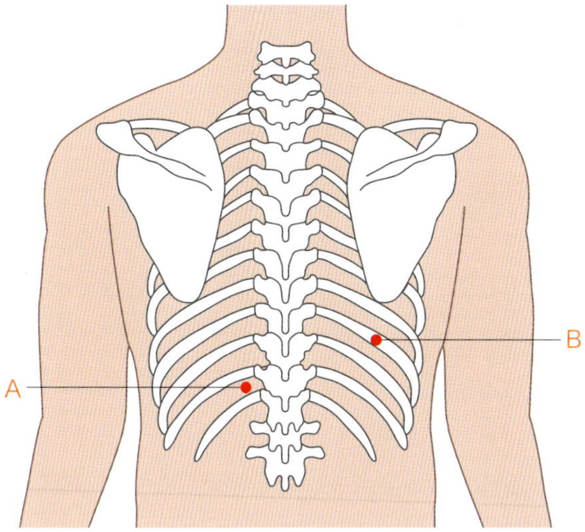

Aの位置は，胸郭背側の第㊾〔　　　〕肋間，㊿〔　　　〕線から左外側に2 cmの点と表現できます。

Bの位置は，胸郭背側の第(51)〔　　　〕肋骨，(52)〔　　　〕線上と表現できます。

演習

胸壁の「特定の部位」を正しく表現する練習をします。

❶ 自分の身体の，下記の「1点」を指し示してみましょう。

・胸郭腹側，第4肋間，胸骨中線から右外側に2 cmの点

・胸郭腹側，第5肋骨，右前腋窩線から左内側に1 cmの点

❷ 2人一組になり，1人は自分の（あるいは相手の）「胸壁上のある1点」を指し示します。もう1人が，その位置を言葉で表現します。

2 呼吸・循環の働き

　日常の看護を行う中で，常に継続して状態を把握し，変化を捉え，判断をしなければならないものが呼吸・循環の機能です。

■呼吸・循環の主な機能

　呼吸・循環の主な機能は①〔　　　〕の供給で，途切れると生命に直結するものです。
　呼吸器が〔　①　〕を取り込み，循環器がそれを身体の隅々まで配ります。

■酸素不足のサイン

　酸素の供給が十分でなければ，「息苦しい」という感覚となって現れます。
　酸素の供給不足により身体に現れるサインとしては，爪や唇が紫色に変化するチアノーゼや，爪の付け根の②〔　　　〕による，ばち状指などがあります。

Question
チアノーゼとばち状指について，表中の適切な語を選びなさい。

酸素不足のサイン	いつの状態を現すか	何を現しているか
チアノーゼ	③〔現在／ここ数か月〕の状態	④〔脱酸素化／酸素化〕ヘモグロビンが5 g/dL超である
ばち状指 180°以上	⑤〔現在／ここ数か月〕の状態	身体の末梢に⑥〔酸素／熱〕が不足している

【チアノーゼ】
　チアノーゼは，その原因から大きく2種類に分けられます。
- ⑦〔　　　〕性チアノーゼ：呼吸系の障害，つまり酸素の取り込みがうまくいかないために起こるチアノーゼ
- ⑧〔　　　〕性チアノーゼ：循環系の障害，つまり酸素を配る仕事がうまくいかないために起こるチアノーゼ

　どちらも目に見える結果としては，唇や指先が紫色になります。

【ばち状指】

ばち状指があると，左右の手指の先を背中合わせにした時，爪と爪の間に隙間ができなくなります。慢性的に四肢末端への⑨〔　　　〕供給が不足し，爪の付け根に⑩〔　　　〕が生じているからです。

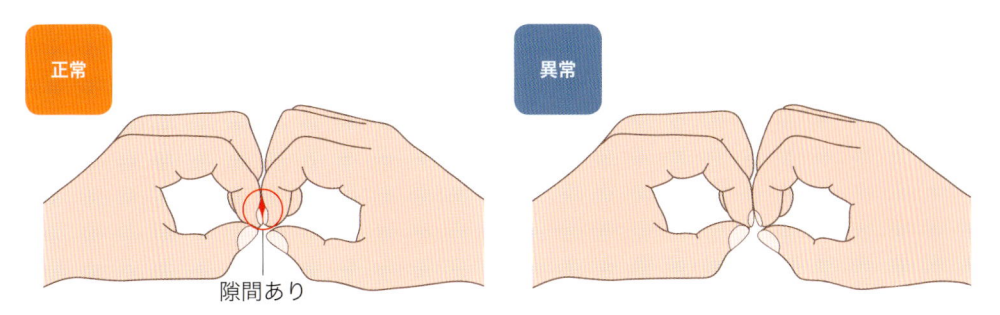

正常　　　　　　　異常

隙間あり

Question

SpO₂（経皮的動脈血酸素飽和度）の値について，A～Dから正しいものを1つ，選びなさい。

A 血液中のヘモグロビンのうち，何％が脱酸素化ヘモグロビンかを示している。
B 血液中のヘモグロビンのうち，何％が酸素化ヘモグロビンかを示している。
C 血液中の脱酸素化ヘモグロビンが何g/dLであるかを示している。
D 血液中の酸素化ヘモグロビンが何g/dLであるかを示している。

正しいのは，⑪〔　　　〕です。

Question

貧血の患者さんが呼吸不全になっても，チアノーゼが認められにくいのはなぜでしょうか。A～Cから正しいものを1つ，選びなさい。

A チアノーゼは脱酸素化ヘモグロビンの絶対量を示すので，そもそも貧血で血中ヘモグロビン濃度が低い場合，脱酸素化ヘモグロビン自体が少ないためチアノーゼとしては現れないから。
B チアノーゼは血中のヘモグロビンの何％が脱酸素化ヘモグロビンかを示すが，貧血の場合は酸素化ヘモグロビンも一時的に増えるため，チアノーゼとしては現れないから。
C チアノーゼは酸素化ヘモグロビンの絶対量が低いと現れるが，そもそも貧血で血中ヘモグロビン濃度が低い場合はその変化がわかりにくいから。

正しいのは，⑫〔　　　〕です。

Question

バイタルサイン（脈拍，呼吸，体温）の変化が，ウイルス性の風邪症候群と細菌性の敗血症の鑑別において，重要なヒントになることがあります。

鑑別の仕方とその理由について，下記の空欄に正しい言葉を入れなさい。

- 通常の発熱では，体温が1℃上昇するごとに10回/分程度⑬〔　　　〕数が増加しますが，⑭〔　　　〕数に変動はありません。
- 敗血症の場合，発熱と⑮〔　　　〕数の増加に加えて⑯〔　　　〕数も増えます（通常よりも10回/分程度以上増加する）。
- 発熱による⑰〔　　　〕数の増加は体内でカテコールアミンが放出されたためですが，カテコールアミンは⑱〔　　　〕数を増加させません。しかし，敗血症になるとエンドトキシンにより〔　⑱　〕数が増加するのです。

NOTE　呼吸・循環の共同作業

呼吸・循環の機能を回転寿司にたとえて考えてみましょう。

お寿司の乗ったお皿が，酸素化ヘモグロビン*で，身体に必要な酸素をしっかりと乗せています。これを作るのが呼吸系の役割です。そして，これを運ぶベルトコンベアーが循環系の役割。身体の隅々にまで，酸素化ヘモグロビンを届けます。

お寿司が乗ったお皿が順調に回っているのが正常な状態です。これに対し，カラのお皿ばかり回っているのが呼吸系のトラブルです。お寿司の乗ったお皿はたくさんあるのに身体の隅々に届けられないのが循環不全の状態，お皿が足りないのが貧血です。

*「酸素化ヘモグロビン」「脱酸素化ヘモグロビン」は，以前は「酸化ヘモグロビン」「還元ヘモグロビン」と呼ばれていたものです。以前，使われていた「酸化ヘモグロビン」の「酸化」とは，化学反応による「酸化」と同じではありません。本来は「酸素と結合した」という意味であることから，現在は「酸素化ヘモグロビン」と呼ばれるようなりました。「還元ヘモグロビン」も同様の理由から，「脱酸素化ヘモグロビン」と呼ばれています。

演習

2人一組になり，患者役・ナース役を決めてサチュレーションモニターを使ってみましょう。

❶ プローブを患者役の指先に付け，SpO_2と脈拍数を確認します。

❷ 橈骨動脈で脈拍数を測定し，モニターに表示される数と比べてみましょう。

❸ 大きく値が異なる場合は，プローブが正しく装着されていない可能性があります。

※数回の数値のズレは，測定方法の違いによるものです。脈拍の実測では15秒間測定した数の4倍（あるいは30秒間測定して2倍）を1分間の脈拍数としますが，サチュレーションモニターは1拍ごとの間隔から1分間の脈拍数を予測して数値を出しています。そのため，両者の値は必ずしも完全には一致しません。

Chapter 2 呼吸系のフィジカルアセスメント

1 呼吸器の働きをみる

■呼吸器とは
【呼吸器を構成するもの】

呼吸器は，空気を取り入れる①〔　　　〕から始まり，②〔　　　〕，③〔　　　〕，気管，④〔　　　〕，肺胞と，肺に空気を入れてこれを拡張・収縮させる骨と筋肉からなる胸郭から構成されています。

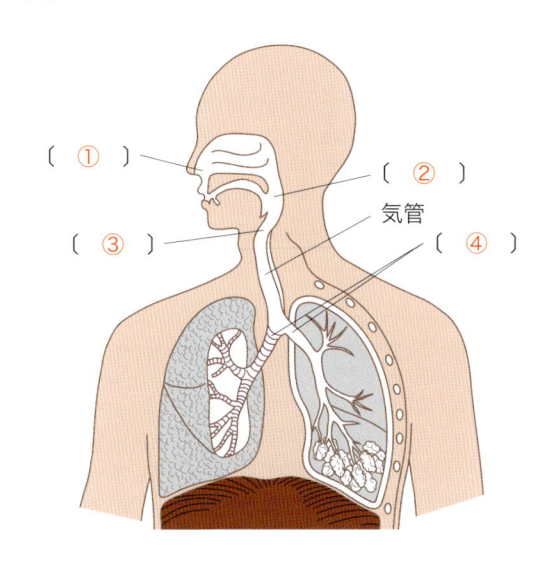

〔 ① 〕　　〔 ② 〕
〔 ③ 〕　気管　〔 ④ 〕

【呼吸器の役割】

呼吸器は身体の中に空気中の⑤〔　　　　〕を取り込み，血液中の⑥〔　　　　〕を空気中に排出する役割を担っています。

〔 ⑤ 〕を取り込む役割は，以下の3つに細分化されます。

❶ ⑦〔　　　〕：鼻や口を通じて空気を吸い込み，⑧〔　　　〕まで届ける。
❷ ガス交換：取り込まれた⑨〔　　　　〕は肺の毛細血管で血液中に取り込まれる。
　一方，血液中の⑩〔　　　　〕は⑪〔　　　〕へ放出される。
❸ 血液循環：右心系から左心系へ肺の中の血液を移動させる。

❶〜❸の中で，呼吸器のフィジカルアセスメントで直接観察できるのは，⑫〔❶/❷/❸〕への影響だけです。

27

■ 胸郭をみる

【胸郭を構成するもの】

　胸腔の諸器官を保護する胸郭とは，⑬〔　　　〕，⑭〔　　　〕，肋軟骨，胸椎（T_1～T_{12}）で構成されます。これらは，付着する筋とともに⑮〔　　　〕を構成し，内部に胸腔を作ります。

　胸腔は⑯〔　　　〕気時に拡大され，⑰〔　　　〕気時に縮小します。

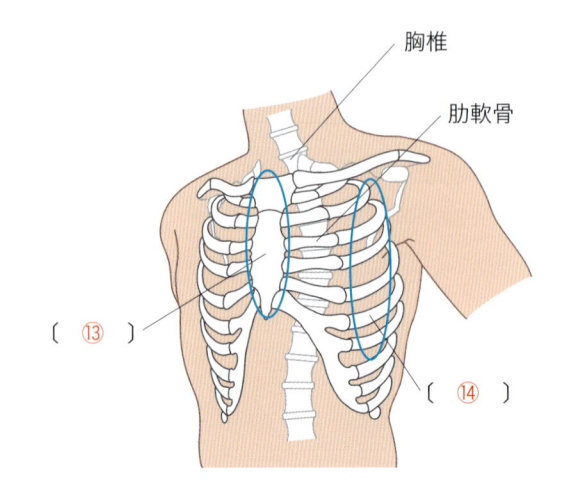

胸椎
肋軟骨
〔 ⑬ 〕
〔 ⑭ 〕

【胸郭の外観】

胸郭の外観は，次のような観点で観察します。

❶ 左右対称性は？：正常は左右対称です。

❷ 前後径と横径の比率は？：正常では1：1.5〜2程度です。この形が⑱〔楕円/正円〕に近くなると，肺気腫などの理由で胸腔内容積を増やさざるをえなくなっていると推測できます。

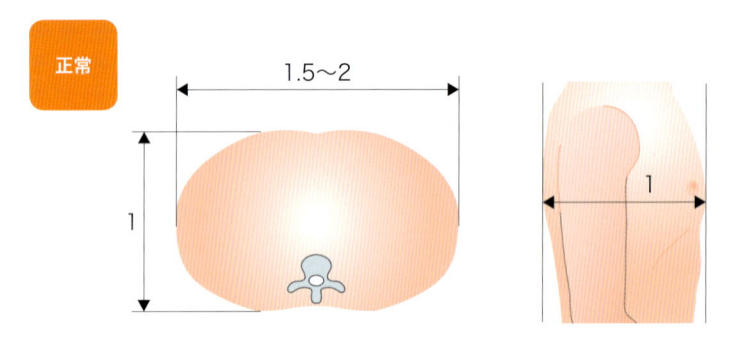

正常
1.5〜2
1
1

【胸郭が拡大しているか】

　胸郭が左右対称に十分に動いているかを確認するには，胸郭側面や背部を包み込むように手掌を当て，その手が胸郭の動きによってどのように動かされるかをみます。

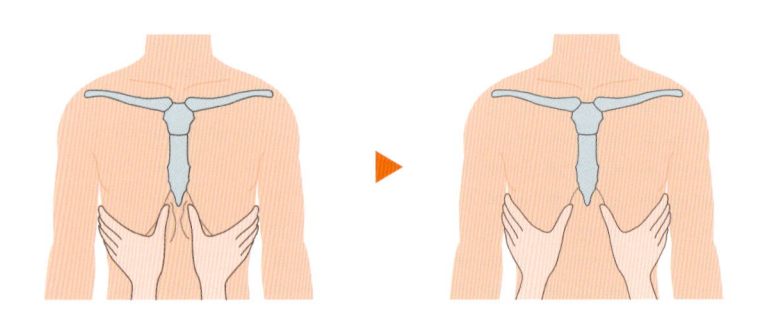

28

■横隔膜をみる

【横隔膜の働き】

横隔膜がきちんと収縮しているかを確認することで，換気の状態を推測することができます。

横隔膜とは，胸腔と⑲〔　　〕を区切る，薄い膜状の⑳〔　　〕でできていて，ドーム状になっています。

周期的に収縮し，呼吸運動を助けます。

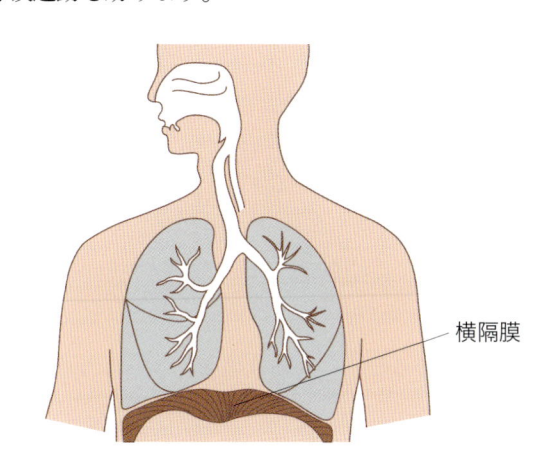

【横隔膜の動き】

㉑〔吸／呼〕気時（**図A**），横隔膜は㉒〔収縮／弛緩〕して平坦に近づき，その結果，肺に空気が吸い込まれていきます。㉓〔吸／呼〕気時（**図B**），横隔膜は㉔〔収縮／弛緩〕してドーム状に戻り，肺が縮まります。この時，肺からは㉕〔　　〕が出ます。

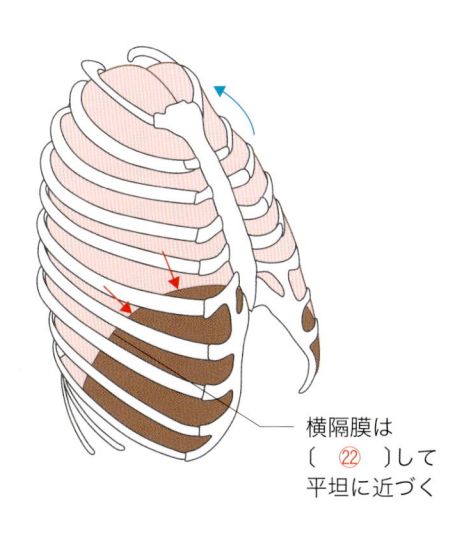

図A 〔 ㉑ 〕気時

図B 〔 ㉓ 〕気時

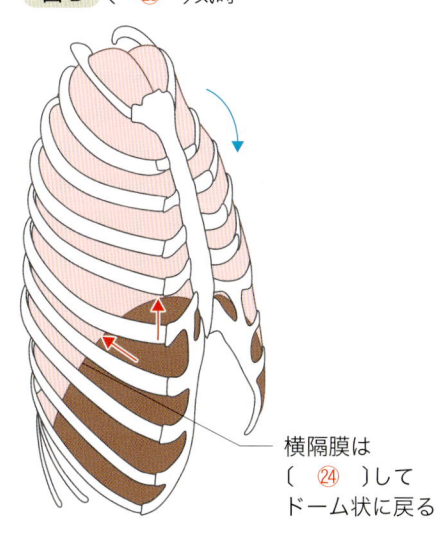

横隔膜は〔 ㉒ 〕して平坦に近づく

横隔膜は〔 ㉔ 〕してドーム状に戻る

【横隔膜の打診】

横隔膜の動く範囲は，打診によって同定できます。

㉖〔　　　〕と腹部臓器の㉗〔　　　〕音の違いにより，横隔膜の位置がわかります。

㉘〔　　　〕気時（図中のa）と㉙〔　　　〕気時（図中のb）の間の距離が，横隔膜の動く範囲です。

この距離と，その左右差を確認することで，呼吸運動が正常に行われているかを判断します。

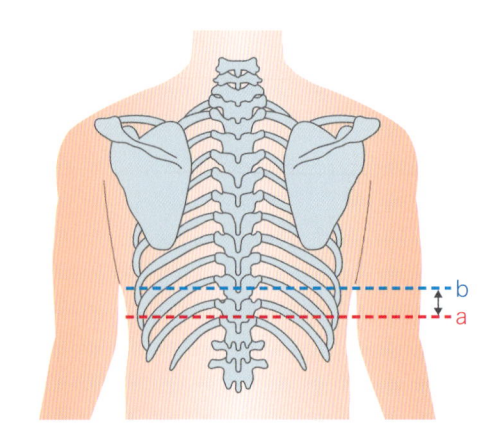

横隔膜には，動く範囲が㉚〔大きくなる/小さくなる〕という異常はありません。

動く範囲が㉛〔大きい/小さい〕場合は，疼痛による呼吸抑制，肺気腫や腹部の病変などの原因が考えられます。

つまり左右の動きに差がある場合は，動きの㉜〔大きい/小さい〕ほうに異常があると考えられます。

■呼吸パターンをみる

患者さんから「息苦しい」などの訴えがあった時や，呼吸が苦しそうに思われた時，呼吸の観察を行います。次のような観点で，呼吸のパターンを確認します。

❶ 呼吸は楽そうか？：通常の換気のほとんどは，㉝〔　　　〕が収縮・弛緩することによって行われます。胸壁や頸部の筋肉を収縮させることで胸郭を動かそうとしたり，吸気に合わせて鼻腔が広がる㉞〔　　　〕呼吸や，喘ぐような呼吸になっている場合は，換気不全や㉟〔　　　〕不全の可能性があります。

❷ 呼吸に伴う㊱〔　　　〕の動きは左右対称か？：正常では〔㊱　　〕が対称に動いていますが，非対称の動きが認められる場合は，動きの㊲〔多い/少ない〕側に何らかの異常が疑われます。

❸ 呼吸のリズムは？：正常では，時にため息のような深めの呼吸が入ることはあっても，原則的には規則的なリズムです。

❹ 呼吸数は？：正常では1分間に14〜㊳〔　　　〕回程度の呼吸を繰り返しています。

❺ 吸気：呼気：休息期の割合は？：正常では，1：㊴〔　　　〕：㊵〔　　　〕程度です。

Question

胸郭が呼吸に伴ってよく動いていても，呼吸の状態が良好とは限らないのはなぜでしょうか。下記の空欄に適切な語を入れて，その理由をまとめなさい。

胸郭が見た目に動いていても，㊶〔　　　〕がしっかりと動いているとは限らないからです。換気不全や㊷〔　　〕不全の場合は，肋間筋や頸の周りの筋肉を使って胸郭を広げようとするため，むしろ胸郭はよく動きます。
胸郭が動いていることと，〔 ㊶ 〕自体が動いていることは必ずしも一緒ではないのです。

Question

食物や異物を誤嚥した場合，右と左，どちらの気管支（主気管支）に落ちやすいでしょうか。A〜Cから正しいものを1つ，選びなさい。
A 左側に落ちやすい。右側の気管支は食道に圧迫されるため細くなっているから。
B どちらに落ちるかの確率は五分五分である。
C 右側に落ちやすい。右側の気管支のほうが，心臓のある左側に比べて垂直に近いから。

正しいのは，㊸〔　　〕です。

■肺の状態を推定する
【肺の構造】

㊹〔　　　〕は肺内に入ると，枝分かれしていきます。㊺〔　　　〕が最も細い気道で，その先に㊻〔　　〕が付いています。
この〔 ㊻ 〕で酸素と二酸化炭素の入れ換え，つまり㊼〔　　〕交換が行われます。
肺は㊽〔　　〕胸膜と㊾〔　　〕胸膜の二重の膜に包まれています。
通常はこれらの膜の間（胸膜腔）にはほとんど隙間はなく，ごく微量な水分があり，2枚の胸膜がなめらかに動くのを助けています。

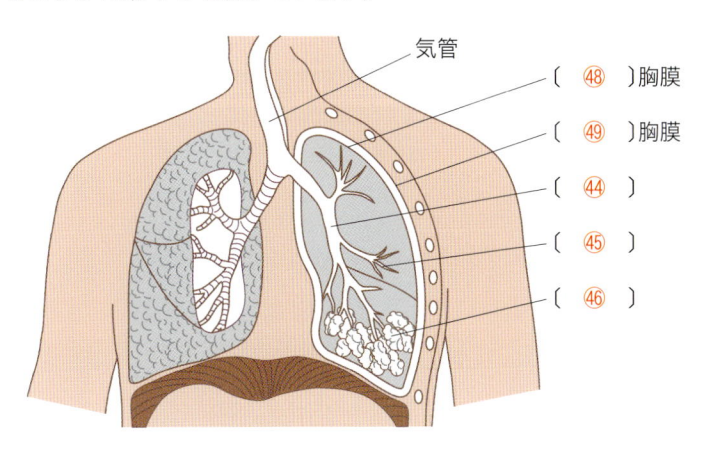

気管
〔 ㊽ 〕胸膜
〔 ㊾ 〕胸膜
〔 ㊹ 〕
〔 ㊺ 〕
〔 ㊻ 〕

【胸膜のトラブル】

(50)〔　　　〕胸膜と(51)〔　　　〕胸膜のどちらか一方に穴が開くと，膜と膜との間(胸膜腔)に空気が溜まり，両者の膜の間が広がってしまいます。この状態が(52)〔　　　〕です(**図A**)。

この穴が弁のように作用し，胸膜腔から空気が抜けない状態になるのが緊張性〔　(52)　〕です。

緊張性〔　(52)　〕の場合，胸膜腔に空気が溜まり続けると，そちら側の肺は圧迫されてしぼみます。そして胸膜腔は，肺から漏れ出した空気によってさらに広がります。すると，(53)〔　　　〕はその反対側，つまり健側に偏ってしまいます（**図B**)。

図A

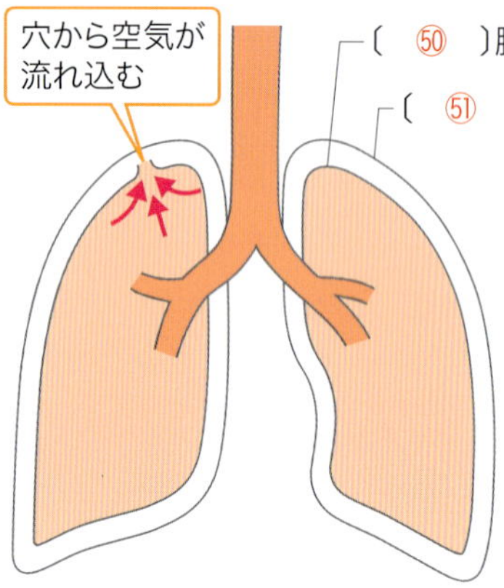

図B

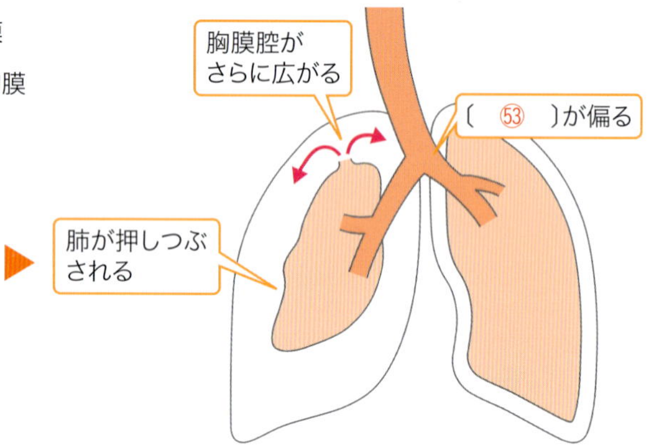

【頸部を触診する】

片側性の緊張性〔　(52)　〕などによる〔　(53)　〕の偏りの有無は，触診により判断できます。

頸部中央，つまり胸骨上切痕と左右の(54)〔　　　〕筋（首の左右にある筋肉）の内部面によって縁取れる空間を触診し，〔　(53)　〕の位置をみます。

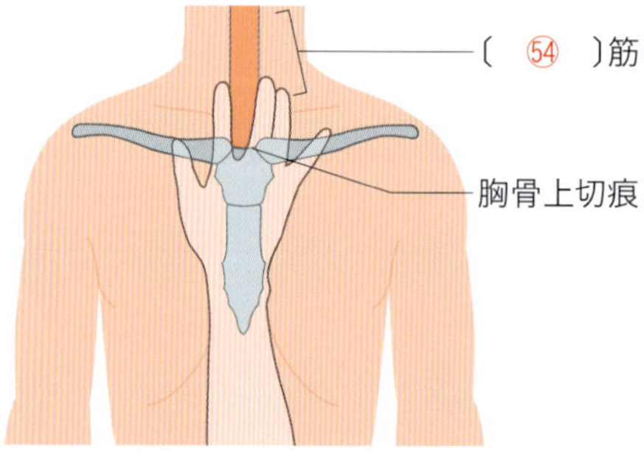

【触覚振盪音を触知する】

　肺内部の状態を判断する方法の1つに、触覚振盪音の触知があります。これは⁵⁵〔　　〕伝導とも呼ばれ、音声が胸壁に伝わる振動を触知することで、肺の内部の異常を知る方法です。

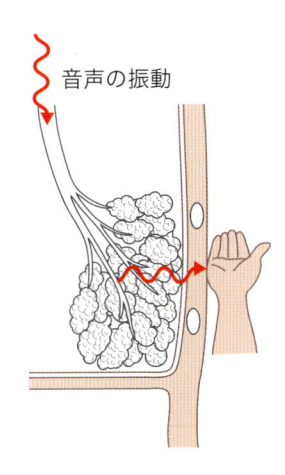

音声の振動

　患者さんに低い声で「ひとぉーつ」と繰り返し言ってもらいます。
　検者は胸郭に手を当て、⁵⁶〔　　〕差の有無に注意しながら、音声による振動を触知します。触知する部位は、手の中でも比較的筋肉の薄い⁵⁷〔　　〕部や手掌側の関節部などが適しています。
　胸郭の各部位を触れたら、背部では⁵⁸〔　　〕に沿って触知していきます。

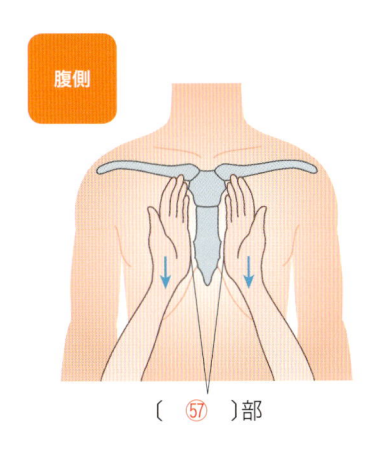

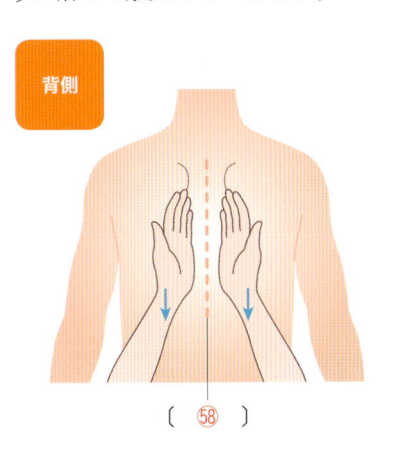

腹側　　　　　　　　　　　　　背側

〔 ⁵⁷ 〕部　　　　　　　　　〔 ⁵⁸ 〕

【触覚振盪音の変化からわかること】

肺実質が全体に水っぽくなっていたり，硬くなっている場合，触覚振盪音は(59)〔強く/弱く〕なります。

空気中よりも，水や固体の中のほうが，音は(60)〔伝わりやすい/伝わりにくい〕性質があるからです。

(61)〔　　　〕胸膜と(62)〔　　　〕胸膜の間の胸膜腔に胸水が貯留した場合は，音は(63)〔強く/弱く〕なります。

肺実質と胸郭の間の距離が(64)〔狭まる/広がる〕からです。

肺胞の構造が壊れ，空気が胸膜腔に満ちて振動が伝わりにくくなっていたり，気管支が閉塞しているために，音そのものが届きにくくなっている場合も，触覚振盪音は(65)〔強く/弱く〕なります。

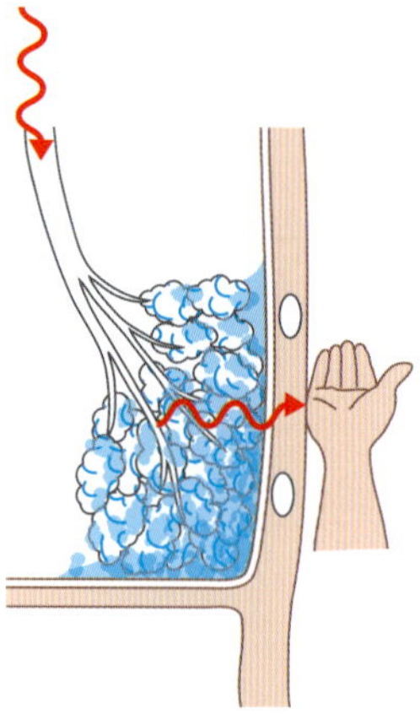

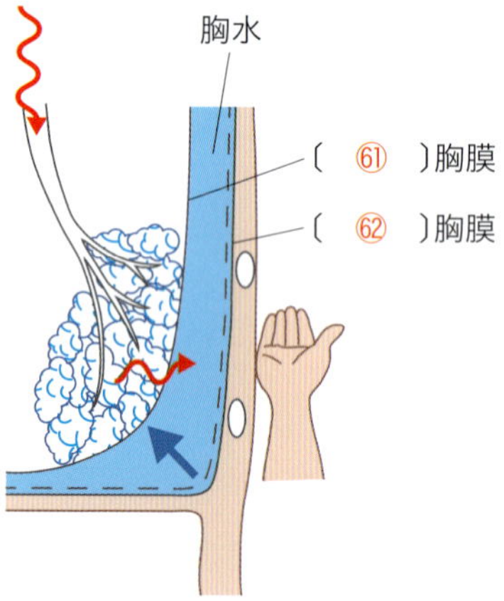

Question

次の疾患の場合，触覚振盪音はどのように変化すると考えられるでしょうか。変化する理由も合わせて答えなさい。

⦿**肺炎**：(66)〔　　　　　　　　　　　　　　　　　　　　　　　〕

⦿**無気肺**：(67)〔　　　　　　　　　　　　　　　　　　　　　　〕

HINT

・肺炎では，炎症が起こると浮腫を伴います。

・無気肺では，患側の換気がなされなくなります。

2 呼吸音の聴診

■胸壁と肺との関係を捉える

　胸壁と肺との位置関係は，呼吸音の聴診部位と深く関連しています。

　聴診の際は，胸壁の下にある肺を立体的に把握することで，聴取される音と部位とを対応させて捉えることができます。

　「呼吸音の聴取は①〔腹側/背側〕で行う」という原則の根拠も，胸壁と肺との関係から説明できます。

【左肺と胸壁との関係】

　左肺を腹側から見てみると，ほぼ全部が②〔　　　〕葉です。

　③〔　　　〕葉は，腹側の胸壁から遠くに位置します。

　背側の胸壁には〔　③　〕葉が面しています。

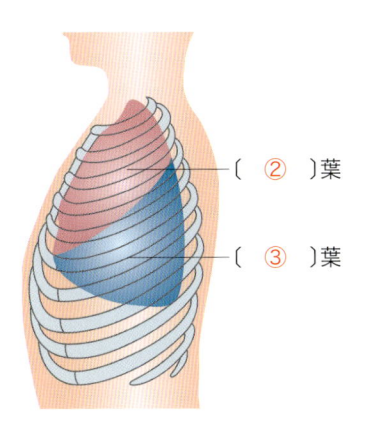

〔　②　〕葉
〔　③　〕葉

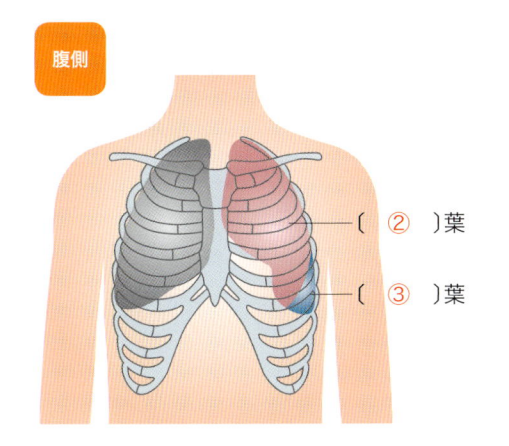

腹側
〔　②　〕葉
〔　③　〕葉

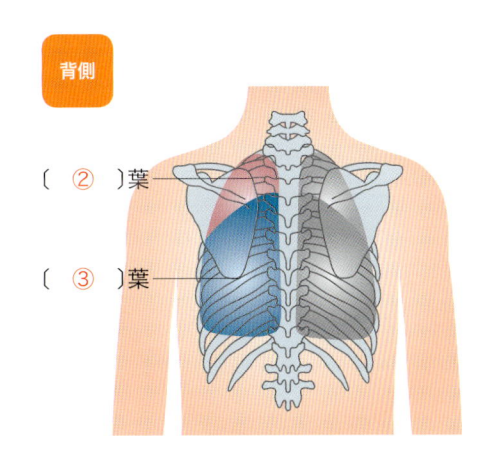

背側
〔　②　〕葉
〔　③　〕葉

35

【右肺と胸壁との関係】

右肺も左肺と同様，④〔　　　〕葉は腹側の胸壁から遠くに位置します。

背側の胸壁には，⑤〔　　　〕葉と〔　④　〕葉が面しています。

背側の胸壁には，⑥〔　　　〕葉は面していません。

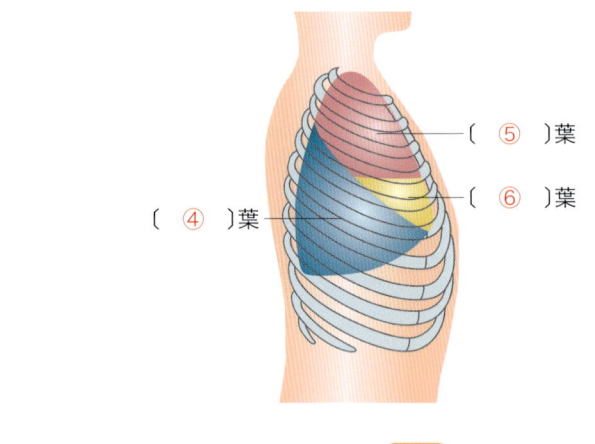

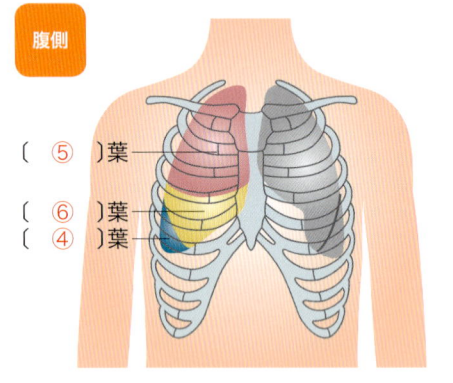

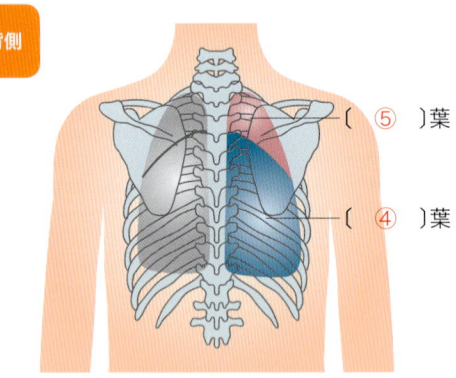

〔　⑤　〕葉
〔　⑥　〕葉
〔　④　〕葉

腹側
〔　⑤　〕葉
〔　⑥　〕葉
〔　④　〕葉

背側
〔　⑤　〕葉
〔　④　〕葉

■トラブルの起こりやすい部位

　肺で多いのは，⑦〔　　　〕葉のトラブルです。⑧〔　　　〕や誤嚥した食物などは，重力によって〔　⑦　〕葉に溜まるからです。

　そのため⑨〔　　　〕性肺炎や〔　⑧　〕貯留などのよくあるトラブルは，圧倒的に〔　⑦　〕葉に多く起こります。

　しかし，〔　⑦　〕葉の音は，左右ともに腹側から聴取するのは困難です。さらに，臥床している患者さんの場合は，起座位でいるよりも換気が悪い状態にあります。そのため臥床している患者さんにこそ，背中に聴診器を差し入れて聴診するなど，意図的に〔　⑦　〕葉をアセスメントする必要があります。

■正常呼吸音の種類とメカニズム

鼻や口を通し，肺胞まで空気を出し入れすること，つまり⑩〔　　　〕ができているかをみるために有効な方法の1つが，呼吸音の聴診です。

一般的に，〔　⑩　〕の状態が良ければ，息を吸う時（吸気）も吐く時（呼気）も，呼吸音は状態が悪い時よりも⑪〔大きめ/小さめ〕になります。

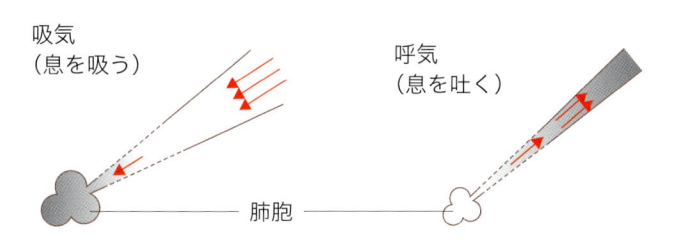

【正常呼吸音の種類】

正常呼吸音として，3つの音があげられます。

気管の周りで聴こえるのが⑫〔　　　　〕音，それ以外の肺野で聴こえるのが⑬〔　　　　〕音です。

この2つの音の境界領域では，両方の音を足し合わせたような⑭〔　　　　〕音と呼ばれる音が聴取されます。

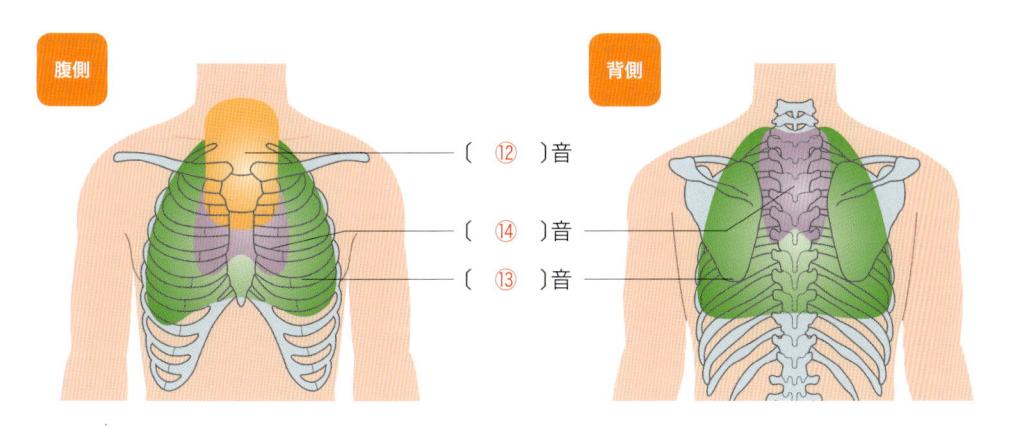

▼呼吸音の特徴（正常呼吸音）

音	吸気と呼気の長さ	音の図示*	音調	強度	正常存在部位
〔⑫〕音	吸気＜呼気 1：2		高調	大きい	気管直上とその周囲
〔⑭〕音	吸気＝呼気 1：1		中音調	中程度	前胸部：第2，第3肋間の左右の胸骨縁 背部：第1〜第4肋間の正中から肩甲骨内側縁にかけて
〔⑬〕音	吸気＞呼気 2.5：1		低調	軟らか	肺野末梢

＊線の長さが音の長さ，太さが音の強さ，傾斜が音の高さ（右上りは吸気，右下りは呼気）を表す。

【正常呼吸音のメカニズム】

正常呼吸音について，音の起こるメカニズムから整理してみましょう。

◉〔 ⑫ 〕音：空気を吸う時は⑮〔素早く／ゆっくりと〕吸うので，吸気は強く⑯〔長い／短い〕音になります。空気を吐く時は，勢いをつけずに空気が自然にゆるゆると出ていくので，呼気は緩やかに長く続きます。

◉〔 ⑬ 〕音：取り込まれた空気が気管支から⑰〔　　　〕支，そして肺胞に入っていきます。この過程で空気が入る時の音は小さくなり，静かな吸気の音が続きます。呼気の音は，ほとんど聴こえません。

◉〔 ⑭ 〕音：上述の2つの音の中間くらいの大きさの音で，吸気と呼気の長さはほぼ同程度です。

【音と聴取部位の不一致】

音そのものが正常であっても，聴取される場所が違っていれば，それは「異常」です。

本来は，喉元近くでしか聴こえないはずの⑱〔　　　〕音が肺野で聴こえる場合などを，⑲〔　　　　　〕化といいます。聴診器を肺野に当てて，明らかに⑳〔呼／吸〕気の音が長く聴こえたら，異常な所見です。

肺炎などによって肺に㉑〔　　〕が多くなったり，高度な肺線維症になったり，肺が腫瘍に置き換わったりしたことで肺全体が㉒〔硬化／軟化〕し，音が異常に伝わりやすくなっている可能性が考えられます。

Question

肺野末梢の音を聴診した時，正常ならば呼気と吸気はどちらが長く聴取されるでしょうか。A〜Cから正しいものを1つ，選びなさい。

A 吸気のほうが長い。
B 呼気のほうが長い。
C 呼気と吸気は同等の長さである。

正しいのは，㉓〔　　〕です。

■異常呼吸音の種類とメカニズム

【異常呼吸音の種類】

　呼吸器に病変がある時，通常の呼吸音とは別に付加されて聴こえる音を異常呼吸音といいます。異常呼吸音は副雑音，㉔〔　　　〕性音，あるいは付加音とも呼ばれます。

　異常呼吸音は，肺のトラブルによる肺性の副雑音と，肺を包む㉕〔　　　〕から生じる非肺性の副雑音に分けられます。

　肺性の副雑音には，次の4種類の音があります。
- **細かい断続性副雑音（fine crackle）**：㉖〔吸気/呼気〕時に起こる，パリパリという細かい破裂音
- **粗い断続性副雑音（coarse crackle）**：吸気時・呼気時を通して聴こえるブクブクという㉗〔高く/低く〕長めな非連続性の音
- **低調性連続性副雑音（rhonchi）**：比較的低めの"いびき"のように引き伸ばす音
- **高調性連続性副雑音（wheeze）**：高めの引き伸ばすような音

　非肺性の副雑音として，次の音があります。
- **胸膜摩擦音**：胸壁の表面近くから聴取される，ギュッギュッと擦れ合うような音

Question

　A～Cに示す特徴をもつ異常呼吸音を，下記にあげた音から選びなさい。

> 細かい断続性副雑音，粗い断続性副雑音，低調性連続性副雑音，
> 高調性連続性副雑音，胸膜摩擦音

A 気道の中に水分がたくさん貯留しているために起こる音。気道内の湿気の中を空気が通過する時に，水をはじくように鳴る。肺水腫，細菌性肺炎，びまん性汎細気管支炎，気管支拡張症，肺炎，慢性気管支炎など局所に水分が増加し，気道内の増加した分泌物の中で気泡が破裂することにより生じる。

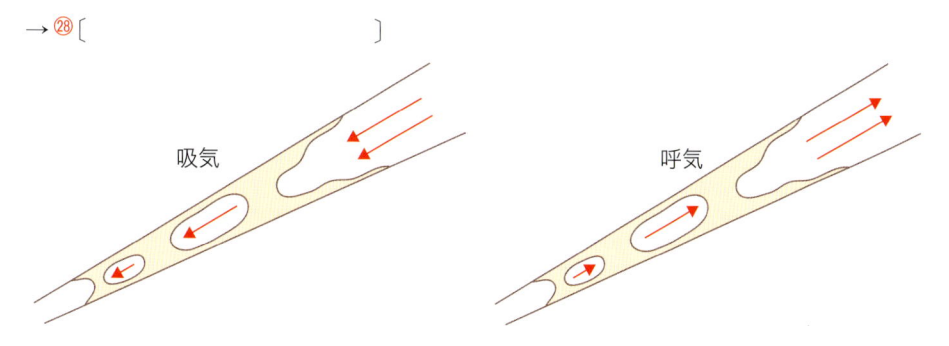

→㉘〔　　　　　　　　　　〕

吸気　　　　　　　　呼気

B 気道狭窄により狭まった場所を，空気が通過することによって起こる。気管支や細気管支などの比較的細めの気道が狭まっていることにより生じる。

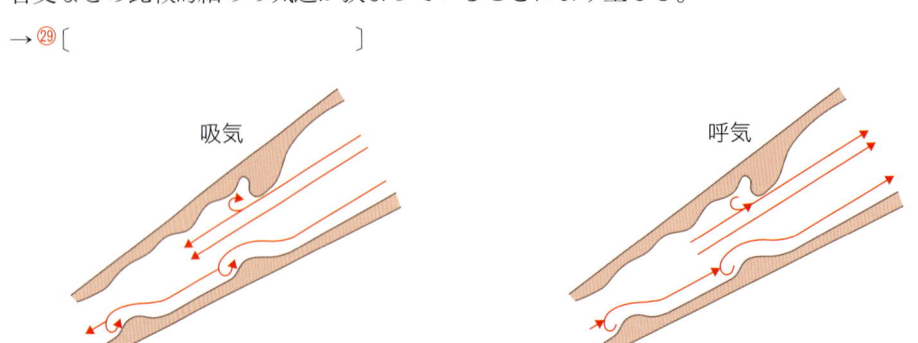

→ ㉙〔　　　　　　　　　　〕

吸気　　　　　　　　　　呼気

C 肺胞の伸びが悪いために起こる音。線維化し弾力性を失った肺胞が膨らむ時（吸気の終わり）に鳴る。拘束性肺疾患などによる末梢レベルのトラブルが考えられる。気道内の貯留物とは無関係のため，咳払いをしても消失しない。

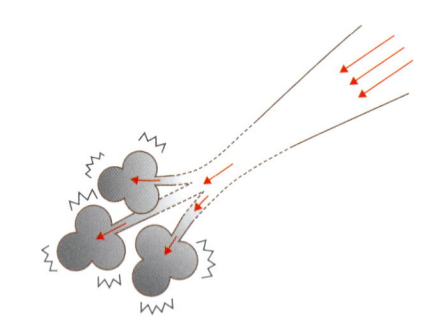

→ ㉚〔　　　　　　　　　　〕

【異常呼吸音の種類とその後のケア】

　異常呼吸音の種類によって，その次に行うケアは異なります。たとえば，㉛〔粗い/細かい〕断続性副雑音が聴取された場合は，体位ドレナージによって喀痰の排出を促すべきです。

> **NOTE** 肺の内部で起きる疾患
>
> 　肺胞の形状は，よくブドウの房にたとえられます。ただし，ブドウの中には果肉が詰まっていますが，肺胞の中は空洞です。
> 　この肺胞が線維化し，硬くなったのが肺線維症です。肺胞と肺胞の間の小さな隙間（間質組織）に炎症が起きるのが間質性肺炎，肺胞内や間質に水分が過剰にあるのが肺水腫です。

Question

高齢の患者さんの呼吸音を聴取したところ，細かい断続性の副雑音が聴取されました。この患者さんはどのような状態であると考えられますか。A～Dから正しいものを2つ，選びなさい。

A 肺線維症などによって，肺胞が線維化していると考えられる。
B 肺炎などによって，肺胞レベルで水分が増えていると考えられる。
C 加齢による変化で肺胞が弾力性を失い，線維化していると考えられる。
D 分泌物や腫瘍により，気道が狭まっていると考えられる。

正しいのは，㉜〔　　　〕と㉝〔　　　〕です。

■呼吸音を聴取する

聴診の際は，患者さんの状態からどのような音が聴こえるかを予測し，予測した音，あるいは予測しない音，それぞれの有無を確認します。

大切なのは，聴診器を胸に当てる順番ではなく，聴診によって聴き分けるべき事柄です。

【聴診によって聴き分けるべき事柄】

聴診は，次の点を意識して聴きます。

❶ ㉞〔　　　〕と㉟〔　　　〕の長さの割合
❷ 〔　㉞　〕と〔　㉟　〕の間の，呼吸音の途切れの有無
❸ ㊱〔　　　〕差の有無
❹ 聴取部位と㊲〔　　　〕の対応
❺ 異常呼吸音の有無，異常呼吸音が聴こえる場合はその種類

【呼吸音聴取の原則】

Question

聴診は，下記❶～❻の原則に沿って行います。
それぞれの原則について，その根拠を書きなさい。

❶ まわりが静かな環境で聴診を行う。
　なぜ？　**例** 呼吸音の音量はとても小さいから。
❷ 聴診器のチェストピースは膜型を使用する。
　なぜ？　㊳〔　　　　　　　　　　　　　　　　　　　　〕
❸ 左右交互に聴取する。
　なぜ？　㊴〔　　　　　　　　　　　　　　　　　　　　〕

❹ 最低でも1か所で1呼吸以上は聴取します。

　　なぜ？ ㊵〔　　　　　　　　　　　　　　　　　　　　　　〕

❺ 患者さんには口を開け，大きめな呼吸を繰り返してもらいます。

　　なぜ？ ㊶〔　　　　　　　　　　　　　　　　　　　　　　〕

❻ 腹側と同様に，背側も聴取します。

　　なぜ？ ㊷〔　　　　　　　　　　　　　　　　　　　　　　〕

【異常呼吸音の種類の判断】

異常呼吸音が聴こえた場合，その音が5つの異常呼吸音のうちのどれかを判断します。

❶ 最初に，「ブツブツブツ…」という途切れ途切れ（断続性）の音なのか，「ヒューヒュー」と長く伸びる（連続性）の音なのかを判断します。

❷ 断続性の音の場合，次の判断をします。
- 細かい泡が立っているような音⇒㊸〔　　　　　　　　〕音
- 大粒の泡が立っているような粗い音⇒㊹〔　　　　　　　　〕音

❸ 連続性の音の場合，次の判断をします。
- 低い音⇒㊺〔　　　　　　　　〕音
- 高い音⇒㊻〔　　　　　　　　〕音

❹ 「ギュッギュッ」と擦れ合うような音がするかを判断します。
- 擦れ合うような音⇒㊼〔　　　　　　　　〕音

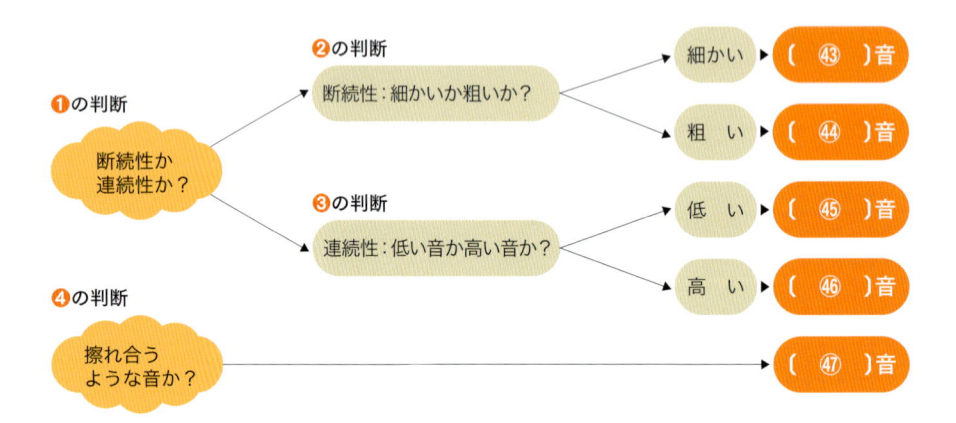

```
❶の判断                ❷の判断
断続性か         →    断続性：細かいか粗いか？   →  細かい  →  ( ㊸ )音
連続性か？                                        粗 い  →  ( ㊹ )音
                      ❸の判断
                →    連続性：低い音か高い音か？  →  低 い  →  ( ㊺ )音
                                                  高 い  →  ( ㊻ )音
❹の判断
擦れ合う
ような音か？                                              →  ( ㊼ )音
```

Question

肺梗塞では突然の胸痛と呼吸困難が起こります。その時，呼吸音にはどのような変化が観察されるでしょうか。A〜Cから正しいものを1つ，選びなさい。

A 肺野で気管支音が大きく聴取されるようになる。
B 肺梗塞が起こっている側の肺で，連続性副雑音が聴取されるようになる。
C 呼吸音にはまったく変化はない。

正しいのは，㊽〔　　　〕です。

Question

正常呼吸音で，その大きさだけに左右差がある場合，音の大きい側と小さい側，どちらに異常があると考えられるでしょうか。AとBから正しいほうを選びなさい。

A 大きい側に異常がある。正常の呼吸音は，音が静かだから。
B 小さい側に異常がある。小さい側が，水分や空気の層などにより音が通りにくくなっている可能性があるから。

正しいのは，㊾〔　　　〕です。

Question

間質性肺炎などにより肺実質の水分が全体に増えた時，肺野で聴取される呼吸音はどのように変化するでしょうか。A〜Cから正しいものを1つ，選びなさい。

A 聴取される呼吸音は小さくなる。
B 本来，肺野では聴取されないはずの気管（支）音が，肺野で聴取される。
C 特に変化しない。

正しいのは，㊿〔　　　〕です。

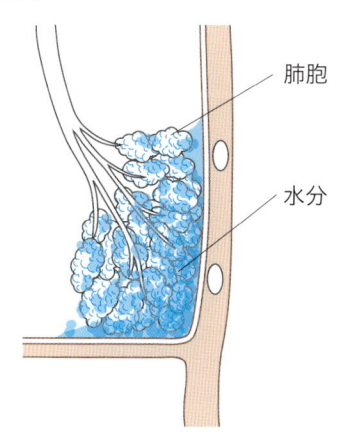

Question

これまで聴取されていた連続性副雑音が消失した場合，状態にどのような変化があったと推測されますか。推測される状態をすべてあげなさい。

(51)［　　　　　　　　　　　　　　　　　　　　］

NOTE **胸水はどこに溜まる？**

胸水は，胸のどこに溜まる水のことか，正確に説明ができるでしょうか。肺の中，あるいは胸郭内に水が溜まっているイメージをもっている人が少なくないようです。

胸水は，肺を包む2枚の膜の間，つまり胸膜腔に溜まる水のことです。もともと胸膜腔には少量の胸膜液が存在しますが，この胸膜液が病的に多量に貯留した状態が，「胸水が溜まった状態」です。間質性肺炎などにより肺実質に水分が多くなることもありますが，これを「胸水が溜まった状態」とはいいません。

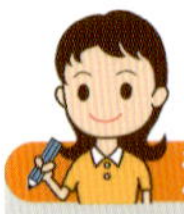

演習

以下について，2人一組で，患者役・ナース役を決めて行いましょう。

収集した情報は主観的情報（S）と客観的情報（O）に分け，記録用紙（▶p.45）に記入します。

❶ 呼吸状態の観察をします。

呼吸数/深さ/リズム/呼吸の形式/吸気：呼気：休息期の割合など

❷ 胸郭の視診と触診を行います。

皮膚と皮下の状態/気管の偏位/胸郭の拡張性など

❸ 横隔膜の位置と可動域を確認します。

❹ 呼吸音を聴取します。

異常呼吸音の有無/聴取部位と聴取される音の一致など

▼アセスメント記録用紙（呼吸系の記入例）

　フィジカルアセスメントの演習で収集した情報は，記録用紙にまとめます。書式に決まりはありませんが，主観的情報（S）と客観的情報（O）を混同せずに書き分けます。また，情報の分析を書く欄があると，情報の整理に役立ちます。

情報（S：主観的情報，O：客観的情報）	情報の分析
呼吸 S：「少し風邪気味です」 S：「咳・痰が気になります」 S：「息苦しさはありません」 O：呼吸数18回/分。呼吸は浅め。 O：リズムは一定。呼吸形式は胸式。 O：呼気と吸気の割合は等しく，休息期がある。 O：チアノーゼはなく，口唇は赤く，爪の色は桃色。 O：ばち状指はみられない。	呼吸数は正常範囲であり，顔や口唇の色，唇の色が赤く（紫色ではない），チアノーゼがみられないことから，呼吸は正常に行われている。
胸郭 O：気管の偏りはみられない。 O：吸気に伴う前胸部の胸郭拡大は約4cm，背部では約3cm。左右差なし。 O：左右の拡張・収縮の仕方に違いはみられない。	胸部・背部ともに胸郭の動きに左右差がなく，拡張性も3〜4cmと正常値であることから，胸郭の動きに異常は認められない。
横隔膜 O：打診によって観察した横隔膜が動く幅は，左右ともに約5cmである。	横隔膜の移動の幅に左右差は認められず，4cm以上の動きが認められるので，正常である。
呼吸音 O：異常呼吸音は聴取されない。 O：呼吸音に左右差は認められず，聴取されるべき部位で正常音が聴取された。 O：気管支音の吸気：呼気の長さの割合は1：2。吸気と呼気の間に音が止まる。 O：肺胞音は広い範囲で聴取され，吸気のほうが呼気よりも長く聴取された。	異常呼吸音が聴取されず，正常部位で正常音が聴取されたことから，呼吸音は正常である。
総合アセスメント 呼吸に関わる項目について異常とされる徴候がないことから，気管支や肺胞に，呼吸を行う面での異常はないと考えられる。	

Chapter 3 循環系のフィジカルアセスメント

1 血液が届いているかをみる

■循環系とは
【循環系の役割】

　循環系は，血液を通じて，①〔　　　〕や栄養，②〔　　　〕，③〔　　　〕を身体に運ぶ役割を担っています。呼吸器が血液の中に〔　①　〕を取り込む「仕入れ業者」とすると，循環器はそれを運ぶ「運送業者」の役割を担っています。

　循環器が運ぶものの中で生きていくために最も必要不可欠で，供給が滞ると真っ先に耐えられなくなるのが④〔　　　〕です。〔　④　〕が必要量だけ身体の隅々まで届いていない状況を見逃すと，患者さんの生命の危機に直結します。

【循環系のフィジカルアセスメントの目的】

　循環系のフィジカルアセスメントの目的は，次の2つに大別できます。

- 〔　④　〕を運ぶ血液が身体の隅々まで届いているかというアウトカム（結果）を確認すること
- ⑤〔　　　〕がポンプとしての役割を果たし，必要なだけの血液を拍出しているかを評価すること

　身体の末端，つまり⑥〔　　　〕先や⑦〔　　　〕先まで血液が届いているかを確認するのが，脈拍の触知や⑧〔　　　〕の測定です。

■脈拍をみる
【脈拍が示すもの】

　いくら〔　⑤　〕が動いていても，それが有効な脈にならなければ，血液を通じて身体のすべての細胞に必要なだけの〔　④　〕は配られません。

　脈がきちんと触れれば，その部位までは〔　④　〕が行き渡っていることがわかります。

【脈拍の測り方】

　脈拍測定は，最も脈拍が触れやすい⑨〔　　　〕動脈で行うのが一般的です。

　特にはじめて測定を行う患者さんの場合は，両腕で同時に脈拍を測定して⑩〔　　　〕差をみます。

　血圧が低下し，一般に⑪〔　　　〕

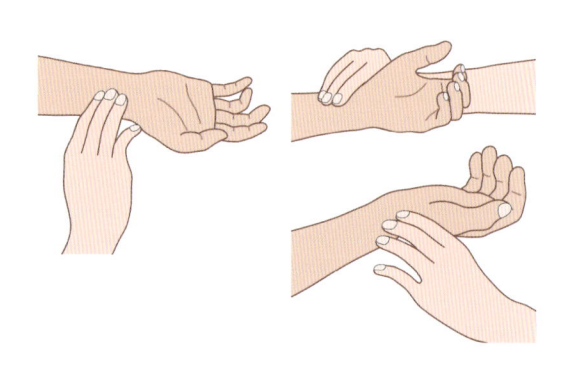

期血圧が80 mmHgを下回ると，〔 ⑨ 〕動脈での触知が難しくなります。この場合は，もう少し⑫〔　　　〕側の上腕動脈で触知できるかもしれません。

Question

橈骨動脈で脈拍が触れにくい場合，上肢のどの部位で脈拍を触知しますか。候補となる動脈を2つあげなさい。

- ⑬〔　　　　　〕動脈
- ⑭〔　　　　　〕動脈

【脈拍の回数】

正常の脈拍数は，60〜100回/分ですが，年齢や個人によって差があります。一般的に高齢になるほど脈拍は⑮〔速く/遅く〕なります。

- ⑯〔　　　〕脈：1分間の脈拍数が60回以下の場合。特に40回/分以下の場合は，完全房室ブロックなどの可能性があり緊急を要します。
- ⑰〔　　　〕脈：1分間の脈拍数が100回以上の場合，発熱，甲状腺機能亢進，貧血などが考えられます。

【脈拍のリズム】

脈拍は回数だけでなく，リズムをみます。
- **脈拍が脱落する**：⑱〔　　　　〕と呼ばれる不整脈。⑲〔心室/心房〕に血液が十分に充填される前に拍出が行われたため十分な拍出量にならず，その拍動が脈として伝わらなくなっている状態
- **リズムがまったく不規則**：心房細動などの不整脈の可能性がある。医師への連絡が必要
- **吸気時に脈拍数が増え，呼気時に減る**：⑳〔　　　　〕不整脈と呼ばれる。脈拍数の変動が10％以下ならば生理的なもので，病的とはみなされない。

Question

脈拍数だけでなく，心拍数を聴診で確認したほうが良い場面があります。それは，どのような時でしょうか。その理由も含めて答えなさい。

㉑〔　　　　　　　　　　　　　　　　　　　　　　　　　〕

HINT 心拍と脈拍，それぞれが示すものの違いについて考えてみましょう。

47

Question

脈拍が触知できる部位を下図に示します。

下記の動脈の名称を，対応する図中の空欄に入れなさい。

> 尺骨，腋窩，足背，橈骨，上腕，大腿，膝窩，後脛骨，浅側頭，総頸

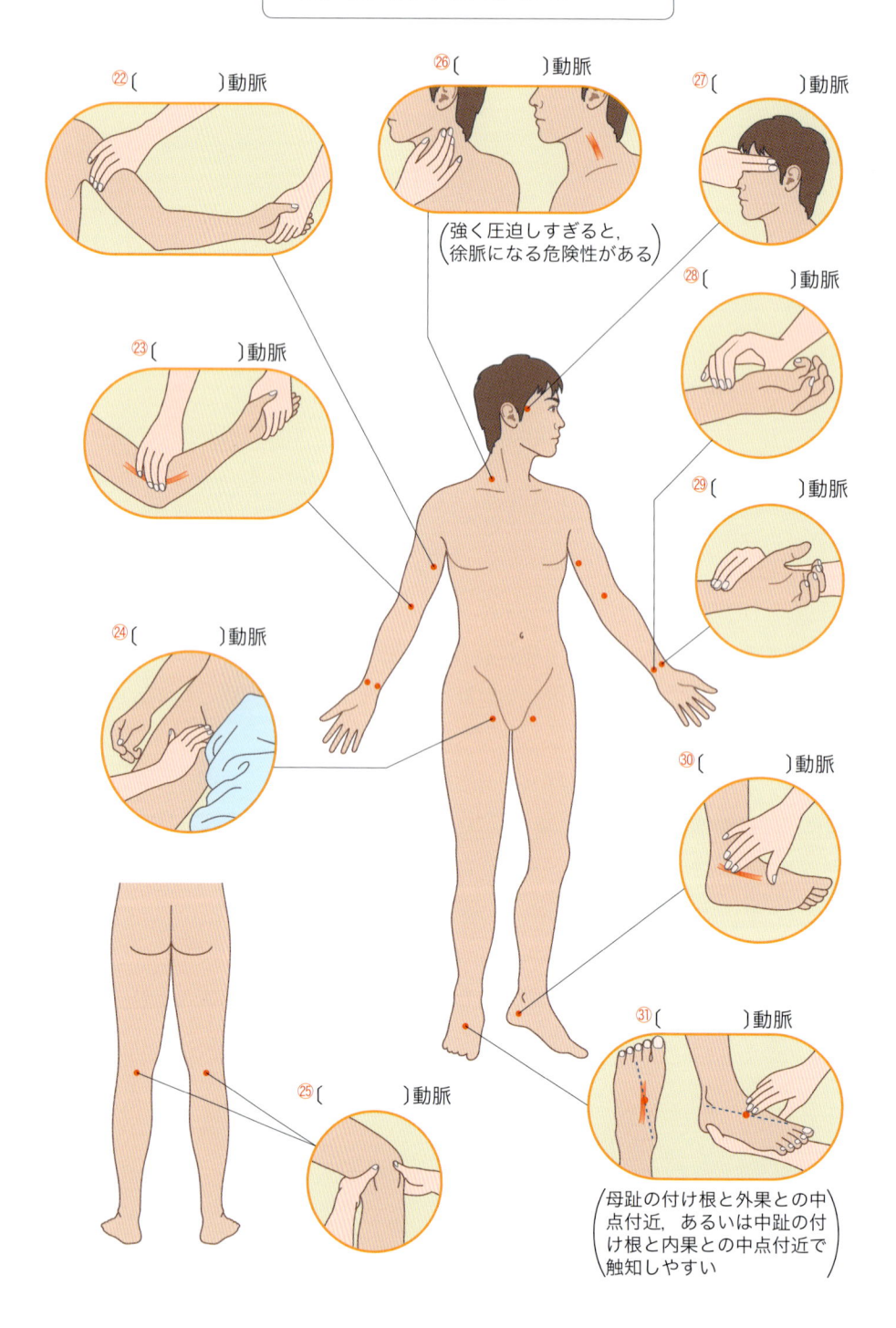

㉒（　　）動脈

㉓（　　）動脈

㉔（　　）動脈

㉕（　　）動脈

㉖（　　）動脈
（強く圧迫しすぎると，徐脈になる危険性がある）

㉗（　　）動脈

㉘（　　）動脈

㉙（　　）動脈

㉚（　　）動脈

㉛（　　）動脈
（母趾の付け根と外果との中点付近，あるいは中趾の付け根と内果との中点付近で触知しやすい）

■血圧を測る

【血圧が表すもの】

　血圧は，心臓から送り出される血液による㉜〔　　　〕への圧力の大きさを反映しています。

　血圧の値は，心拍出量と㉝〔　　　〕抵抗との積です。

　心拍出量とは，1分間に心臓が拍出する血液量のことであり，1回の心臓の収縮で身体に送り出す血液量（1回拍出量）×1分間の㉞〔　　　〕数です。

　つまり血圧の値は，心拍出量（1回拍出量×1分間の〔　㉞　〕数）×〔　㉝　〕抵抗となります。

　この3つの要素のいずれかが下がったら，ほかの2つでカバーすることで血圧を維持することができます。たとえば心筋梗塞などで心拍出量が減少しても，㉟〔　　　〕数が上がることで血圧は維持されます。

【血圧の測定】

　臨床では，血圧計と聴診器を用いて収縮期血圧と拡張期血圧を非観血的に（身体を傷つけない方法で）測定します。

　最初に触診法により㊱〔収縮期/拡張期〕血圧を推定した後，聴診法により収縮期血圧と拡張期血圧を測定します。

　収縮期血圧とは，㊲〔最高/最低〕血圧とも呼ばれ，心臓が収縮して血液を送り出す時の血圧です。

　拡張期血圧とは，㊳〔最高/最低〕血圧とも呼ばれ，心臓が拡張し切った時の血圧です。

【血圧測定の手順】

❶ マンシェットを上腕に巻きつけます。この時，ゴム嚢の中心が㊴〔　　　〕動脈の上になるようにし，マンシェットと腕との間に指が1〜2本入る程度に巻きます。

　患者さんには，肘から先の力を抜き，上腕を㊵〔心臓/血圧計〕の高さに置いてもらいます。

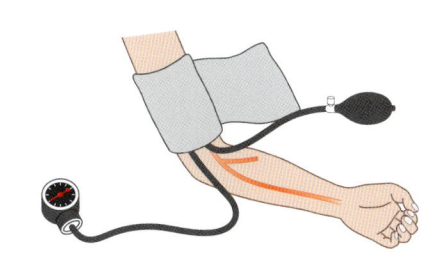

❷ 最初に，触診法により ㊶〔収縮期/拡張期〕血圧を推定します。

　㊷〔　　　〕動脈に触れながら，素早く送気します。脈拍が触れなくなってから，さらに20～30 mmHg高くなるように加圧し，その後1秒におよそ2～3 mmHgの速さで目盛りが下がるように減圧します。最初に拍動を感じた時の値が㊸〔収縮期/拡張期〕血圧と推定されます。

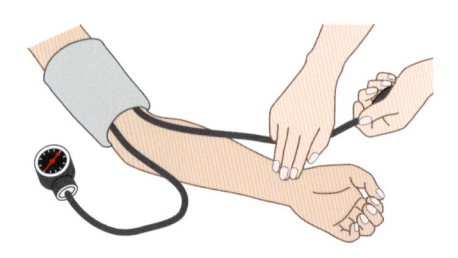

❸ マンシェット内の空気を完全に抜きます。
❹ 次に聴診法により，収縮期血圧と拡張期血圧を測定します。

　㊹〔　　　〕動脈を触知し，聴診器を肘窩の〔 ㊹ 〕動脈の上（マンシェットより末梢側）に当てます。触診法で推定された㊺〔収縮期/拡張期〕血圧よりも20～30 mmHg高い目盛りまで加圧し，ゆっくり下げながら最初に血管雑音（㊻〔　　　　〕音）が聴こえてきた時の目盛りを読みます。この値が㊼〔収縮期/拡張期〕血圧です。

　さらに減圧し，血管雑音が消失した時の目盛りを読みます。この値が㊽〔収縮期/拡張期〕血圧です。

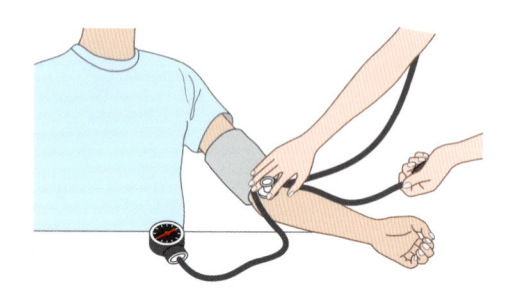

❺ マンシェットを外し，腕を楽な状態にしてもらいます。

【血圧の単位】

　血圧の単位mmHgは，㊾〔　　　　　　〕と読みます。
　1 mmHgとは，㊿〔水銀/水〕を1 mmの高さだけ押し上げる圧力を表します。

【血圧の正常と異常】

収縮期血圧が(51)〔　　　〕mmHg以上，あるいは拡張期血圧が(52)〔　　　〕mmHg以上であれば，高血圧と診断されます。

ただし，血圧の値は時間や環境によって変化するため，1回の測定結果が高いだけで「高血圧症」とはいえません。

Question

腕を心臓より高い位置に上げて血圧を測定した場合，血圧の値はどのように変化するでしょうか。A～Cから正しいものを1つ，選びなさい。

A 腕の高さは血圧の値に影響しない。

B 腕を上げた分だけ腕の血液の重さが差し引かれるので，血圧は実際よりも低く示される。

C 腕を上げた分だけ腕の血液の重さが心臓にかかるので，血圧は実際よりも高く示される。

正しいのは，(53)〔　　　〕です。

Question

仰臥位で上肢と下肢の血圧を測った時に下肢の血圧のほうが低い場合，どのようなことが考えられるでしょうか。A～Cから正しいものを1つ，選びなさい。

A 下肢の血圧が上肢の血圧よりも低いのは，正常である。逆に，下肢のほうが高い場合は，上肢の大血管の血流の障害などが考えられる。

B 下肢の血圧が上肢より低いのは異常のサイン。腹部や下肢の大血管の血流の障害などが考えられる。

C 上肢と下肢の血圧は，差がないのが正常。上肢と下肢の較差が大きければ，何らかの異常が疑われる。

正しいのは，(54)〔　　　〕です。

NOTE 血圧の左右差が示すもの

血圧の測定値が左右で大きく異なっていたら，注意が必要です。上腕で測定した収縮期血圧の左右差が15 mmHg以上あれば，血管系のトラブルが強く示唆されます*。

左右差が10 mmHg程度ならば，ほとんどが誤差の範囲内です。しかし20 mmHg以上の差があったら，明らかに異常です。その場合は，左右の脈の強さにも明らかな差が感じられるはずです。

血圧測定では，値が高いか低いかだけでなく，左右差をみることが重要なのです。

*参考文献 Clark CE et al.: Association of a difference in systolic blood pressure between arms with vascular disease and mortality: a systematic review and meta-analysis. Lancet, 379: 905-914, 2012.

■動脈・静脈の循環を確認する

脈拍や血圧の測定と同様に，血液が身体の隅々まで届いているかを確認するために，手先や足先の(55)〔　　　　〕や(56)〔　　　　〕の変化をみることで血流の状態をみます。

Question

患者さんから「手足が冷える」などの訴えがあったり，手足の色の悪さ（赤みが少ない）などがみられた場合，循環不全が疑われます。動脈系の循環をフィジカルアセスメントで確認するには，どのような方法があるでしょうか。

(57)〔　　　　〕

HINT

動脈の循環が正常であれば，血液が末梢（手先や足先）まで送り込まれています。

Question

血液を心臓に戻しにくい状態，つまり静脈の循環不全についてアセスメントするには，どのような方法があるでしょうか。

(58)〔　　　　〕

HINT

静脈系の循環不全は，うっ血で示されます。

2 | 心臓の働きをみる

心臓は，全身に①〔　　　〕を拍出するポンプの役割を担っています。その働きは，視診，触診，打診，聴診を組み合わせてみていきます。

■ 心臓の構造

心臓は②〔　　　〕と③〔　　　　〕からなる右心系と，④〔　　　〕と⑤〔　　　〕からなる左心系に分かれます。

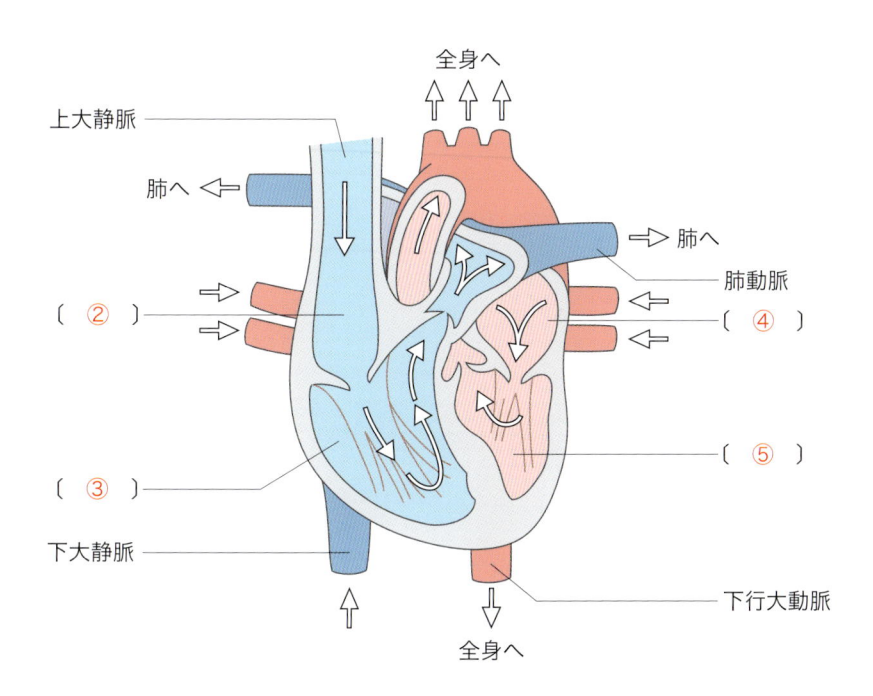

図中ラベル：
- 上大静脈
- 全身へ
- 肺へ
- 肺へ
- 肺動脈
- 〔 ② 〕
- 〔 ④ 〕
- 〔 ⑤ 〕
- 〔 ③ 〕
- 下大静脈
- 下行大動脈
- 全身へ

右心系のポンプは⑥〔　　　〕循環を担っています。⑦〔　　　〕血管には大きな抵抗はありません。

左心系は⑧〔　　　〕循環を担っています。左心系は身体中に血液を送らなければならないので，左心室の壁をなしている⑨〔　　　〕が厚くなる必要があります。その結果，左心系は全体として右心系よりも大きくなっています。

心臓は身体前面に対しまっすぐ前を向いているのではなく，ねじれています。
⑩〔右心/左心〕系が前胸部にきて，⑪〔右心/左心〕系が背中側になります。
つまり，小さな〔⑩　〕系は，大きな〔⑪　〕系の右斜め上に乗っかっている状態になります。
身体の前面から心臓をシルエットとして見ると，その輪郭のほとんどは⑫〔右心/左心〕なのです。

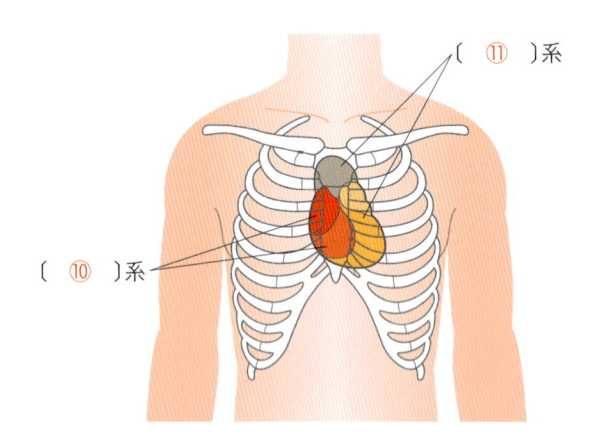

〔⑪　〕系
〔⑩　〕系

■心臓の大きさを推定する

心臓から血液を送り出しにくくなると，心室の内腔容積が増大し⑬〔　　〕が起こります。
左心系から全身に血液を拍出しにくくなった場合は，左〔⑬　〕となります。
右心系から肺に血液を拍出しにくくなった場合は，右〔⑬　〕となります。
心臓の大きさは，心尖拍動の位置を確認したり，打診やスクラッチテストで⑭〔　　〕と心臓の境界線を見つけることで判断します。

Question

胸部の打診や触診などのフィジカルアセスメントで推定できるのは，次のうちどれでしょうか。A〜Cから正しいものを1つ，選びなさい。

A 左心室の拡大と右心室の拡大
B 左心房の拡大と右心房の拡大
C 左心室の拡大のみ

正しいのは，⑮〔　　〕です。

【触診】

心尖拍動の位置を触診で確認することで，心臓の大きさを推定します。

心尖拍動は，正常では左第⑯〔　　〕肋間，左⑰〔　　　〕線より胸骨部側に，直径⑱〔　　〕cm程度の範囲で触知されます。

仰臥位で拍動が触知できない場合は⑲〔左/右〕側臥位にすると触知しやすくなります。

Question

心尖拍動が触知される位置について，図中のA〜Cから正しいものを1つ，選びなさい。

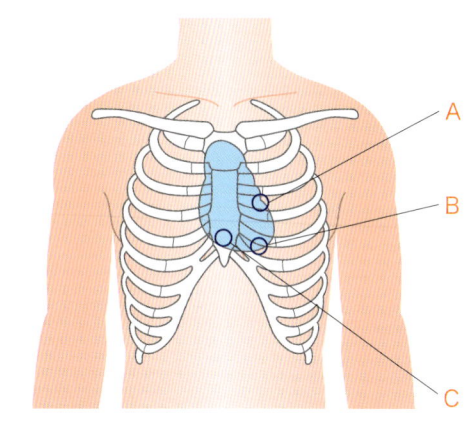

正しいのは，⑳〔　　〕です。

心尖拍動が本来の位置より外方や下方へ移動している場合，㉑〔右心/左心〕拡大が疑われます。

心尖拍動の広がりが直径〔⑱　　〕cmを越え，あるいは2肋間にわたって触れる場合は，異常が疑われます。

【打診】

左第㉒〔　　〕肋間を左㉓〔　　　〕線上から胸骨部の方向に打診していくと，㉔〔共鳴/濁〕音から㉕〔共鳴/濁〕音に変わります。この位置が㉖〔　　〕と心臓の境界線です。

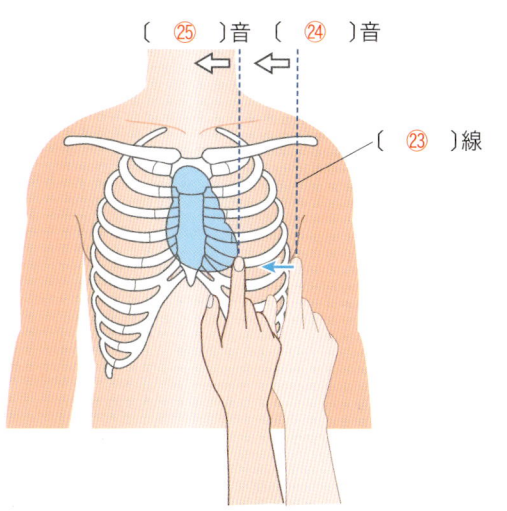

〔㉕〕音　〔㉔〕音

〔㉓〕線

【スクラッチテスト】

　心臓の大きさは，スクラッチテストでも推定できます。
　心臓の中央部付近にあたる第㉗〔　　　〕肋間，胸骨左縁に聴診器を当て，第〔　㉗　〕肋間に沿って皮膚を上下に引っかき，その音を聴きます。
　身体の外側から中心に向けて進めてくると，あるところで急に音が㉘〔大きく/小さく〕なります。その位置が㉙〔　　　〕と心臓の境界線です。

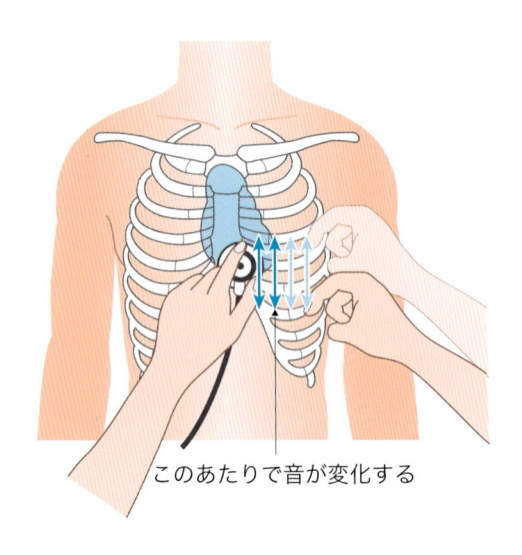

このあたりで音が変化する

　打診やスクラッチテストにより，〔　㉙　〕と心臓の境界線が左㉚〔　　　〕線を越えている場合，あるいは㉛〔　　　〕線から10 cm以上外側である場合，㉜〔右心/左心〕拡大が疑われます。

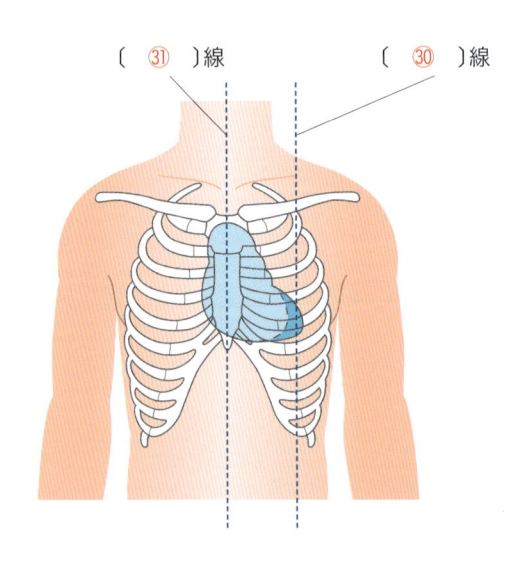

〔　㉛　〕線　　　　〔　㉚　〕線

■中心静脈圧を推定する

【中心静脈圧とは】

心臓の状態を反映する指標として，中心静脈圧があります。中心静脈圧とは，右心房における圧のことです。

頸静脈は㉝〔右心房／左心房〕と直接つながっているので，右心不全による中心静脈圧の上昇は，そのまま頸静脈に反映されます。

すなわち中心静脈圧は，頸静脈を観察することで推定できるのです。

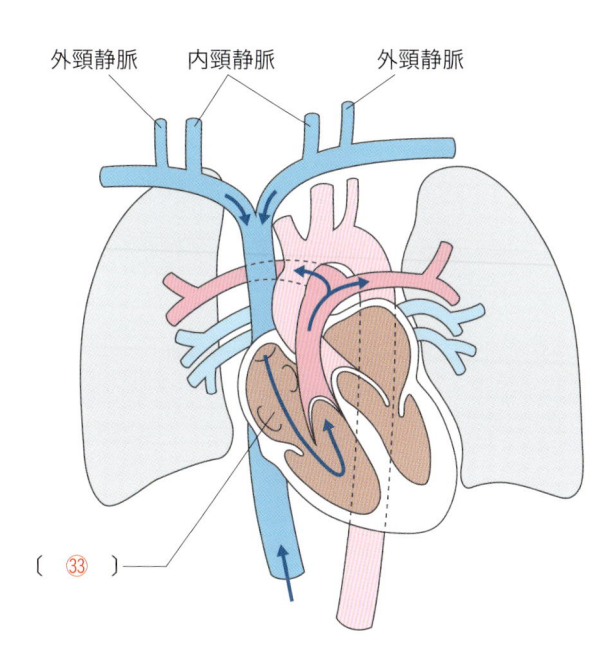

Question

頸静脈の視診について，A〜Cから正しいものを1つ，選びなさい。

A 頸静脈の視診の前には，患者さんに5分以上安静にしてもらう必要がある。
B 右側よりも左側の頸静脈のほうが観察しやすいので，左頸静脈で確認すべきである。
C 起座位でも頸静脈を観察できる場合は，中心静脈圧が上昇していると予測できる。

正しいのは，㉞〔　　　〕です。

【中心静脈圧の測定】

　中心静脈圧を測定するには，仰臥位の状態から少しずつ起こし，頸静脈の上端が観察できた時点で，頸静脈の上端と㉟〔　　　〕までの垂直距離（X cm）を測ります。

　それに㊱〔　　〕cmを足した値が，中心静脈圧を示しています。

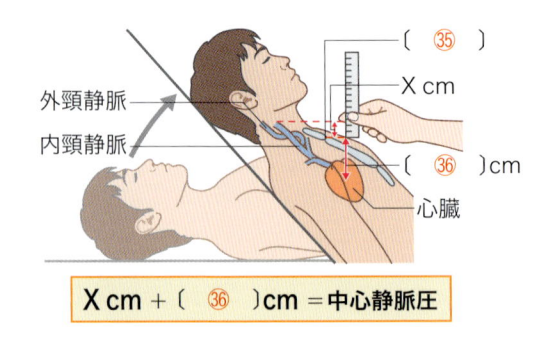

　この〔㊱〕cmという値は，〔㉟〕から右心房の中心までの高さであり，ほとんど個人差がなく，姿勢に影響されることもありません。

〔㉟〕
X cm
外頸静脈
内頸静脈
〔㊱〕cm
心臓

X cm ＋〔㊱〕cm ＝中心静脈圧

Question

中心静脈圧の測定について，A〜Cから正しいものを1つ，選びなさい。

A 頸静脈と頸動脈が区別できない場合，脈が触知できるのが頸静脈と判断できる。
B 中心静脈圧の単位は，血圧の単位と同じmmHgで表される。
C 内頸静脈は胸鎖乳突筋の深部にあるので，静脈そのものの拍動を見ることができないこともある。

　正しいのは，㊲〔　　〕です。

■心臓のポンプとしての役割

　心臓が全身に㊳〔　　〕を拍出するポンプの役割を果たすためには，右心系・左心系を〔㊳〕が滞りなく流れる必要があります。

❶ 全身を巡って戻ってきた㊴〔静脈/動脈〕血は，上・下㊵〔　　〕脈から右心系に入ります。そして㊶〔肺動/肺静〕脈を通って肺へ入り，そこで酸素と結合します。

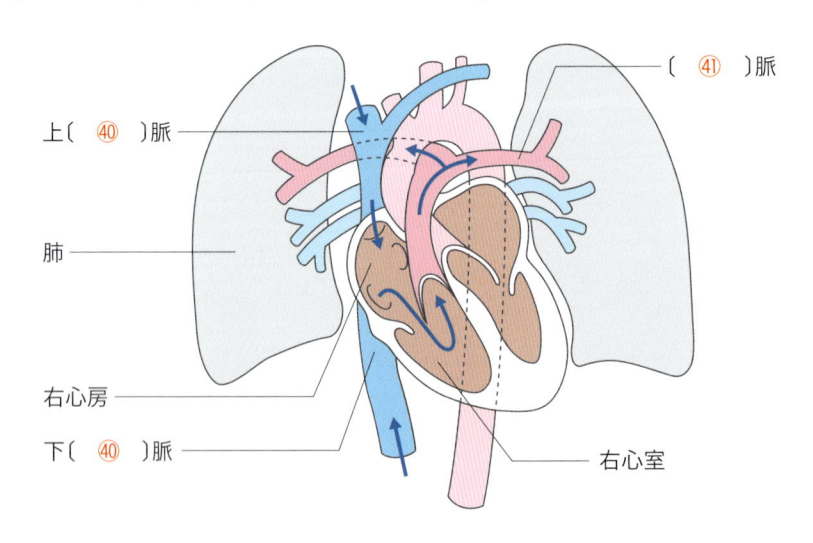

〔㊶〕脈
上〔㊵〕脈
肺
右心房
下〔㊵〕脈
右心室

58

❷ 酸素と結合した㊷〔静脈/動脈〕血は，㊸〔肺動/肺静〕脈を通って左心系に入り，㊹〔　　〕脈を通って全身に送られます。

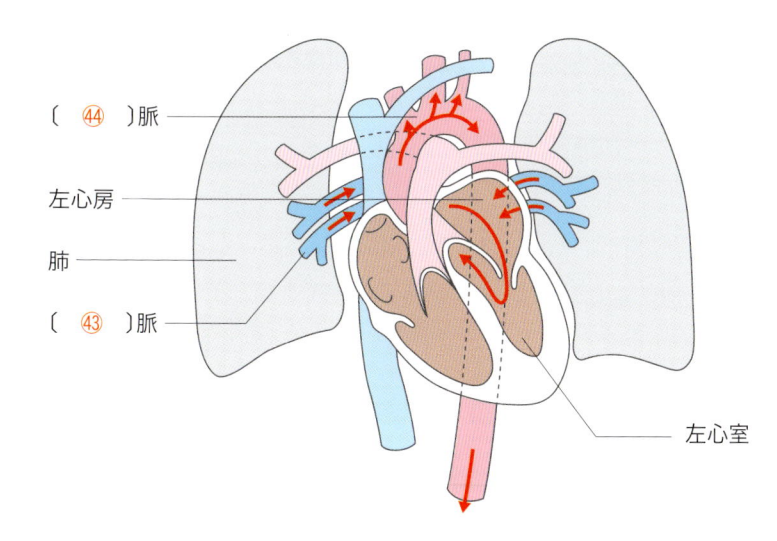

〔 ㊹ 〕脈
左心房
肺
〔 ㊸ 〕脈
左心室

■心臓の拡張期と収縮期

心臓の拡張期とは，㊺〔心房/心室〕の拡張期を指します。

心臓が血液を送り出して収縮している時，㊻〔心房/心室〕は血液を送り出す血液を溜め込んでいる状態なので，〔 ㊻ 〕は拡張しています。

■心臓のポンプ機能の不調：心不全

心臓が㊼〔　　　〕を十分に拍出しなくなり，ポンプとしての役割を十分に果たせなくなった状態が，心不全です。

心不全になると，身体の様々な部位に「血液が足りない」というサインが現れます。

そのサインを見抜き，心不全を見逃さないことが心臓の働きをみる大きな目的となります。

【左心不全と右心不全】

心不全には，左心不全と右心不全があります。
- **左心不全**：左心系から全身に血液を送り出すことができない状態。㊽〔体/肺〕循環系に不調のサインが現れる。
- **右心不全**：右心系から㊾〔　　　〕に血液を送り出したり，全身から㊿〔　　　〕に血液を戻すことができなくなった状態。全身の㊶〔静脈/動脈〕系に不調のサインが現れる。

59

■左心不全のサイン

【心拍数の増加】

　左心不全が起こると，心臓の㊾〔　　　　　〕量の低下を心拍数を増やすことでカバーしようとするため，心拍数が増加します。これは人間の身体の㊿〔　　　〕機能の働きです。

　心拍数の正常範囲は，60〜㊾〔　　　〕回/分ですが，これを大きく越えて心臓が拡張と収縮を繰り返します。この時の㊾〔　　　〕数は，必ずしも心拍数と一致するとは限りません。

　㊾〔　　　〕に十分に血液が入ってくる前に次の収縮が起こると，1回に拍出する血液量が十分でないため末梢まで血液を十分に送ることができず，㊾〔　　　〕として触知できなくなる場合もあるからです。

【末梢の冷感，蒼白】

　心臓の㊾〔　　　　　〕量の低下が心拍数の増加でまかない切れなくなると，㊾〔　　　　〕抵抗を高めるという㊿〔　　　〕機能が働きます。

　手先や足先の㊾〔　　　〕を締め付けることで，血流を送らなければならない範囲を減らすのです。その結果，手先や足先の冷感や蒼白という症状が現れます。

　この〔　㊿　〕機能によっても血圧が維持できなくなると，血圧は下がります。この状態が急激に起こるのが㊾〔　　　　〕で，〔　㊾　〕の中でも末梢血管が締まり手足が冷たくなるものなので，コールド〔　㊾　〕と呼ばれる状態です。

【左心拡大】

　左心系から血液が全身へ出て行きにくくなると，左心拡大が起こります。

【肺うっ血】

　左心系の入口の手前には肺があります。血液が左心系に流れ込みにくくなり，左心系の手前の肺静脈に血液が溜まると，肺うっ血（うっ血肺）になります。肺の毛細血管から周囲に水分が浸み出してくると，肺㊿〔　　　〕となります。

> **Question**
>
> 　左心不全のサインとして，次のような症状が現れることがあります。その理由を，左心不全の起こるメカニズムから説明しなさい。
>
> ・喘息のような咳
>
> ㊾〔　　　　　　　　　　　　　　　　　　　　　　　　　　　　　　　　　　　　〕

HINT

気道が過敏になっている場合以外に,咳はどのような場合に起こるか考えてみましょう。

・呼吸音の異常(粗い断続性副雑音)

㉖[   ]

HINT

粗い断続性副雑音が発生する理由を考えてみましょう。

■右心不全のサイン

右心不全でも左心不全と同様,右心系に㉖[   ]が溜まって拡大してきます。また,右心系からの出力の低下を現す㉗[   ]圧の低下が起こります。

これらのサインはフィジカルアセスメントで捉えることはできません。

フィジカルアセスメントで観察できる右心不全のサインは,右心系の入口部分,つまり全身の㉘[動脈/静脈]系に現れます。

【頸静脈の怒張】

右心房に血液が溜まると右心房内圧が高まり,㉙[   ]脈が怒張します。

【下肢の浮腫】

右心系への静脈還流が障害されるので,下肢の㉚[動脈/静脈]にうっ血が起こります。これは下肢の浮腫として確認できます。

Question

右心不全のサインとして,肝腫大が現れることがあります。肝腫大が起こるメカニズムを,右心不全の病態と合わせて説明しなさい。

㉛[   ]

HINT

消化管からの血液の流れを考えてみましょう。血液は肝臓を通って心臓に戻ります。血液が肝臓に溜まると,肝うっ血となります。

3 心音を聴取する

■心音が表すもの

【Ⅰ音とⅡ音発生のメカニズム】

　心臓は，4つの部屋（右心室・右心房・左心室・左心房）に分かれています。

　各部屋の出口に付いている①〔　　　〕が閉まる時の音が，正常心音の②〔　　　〕音と③〔　　　〕音です。

　心拍数を聴診で確認する時は，〔　②　〕音と〔　③　〕音の2つで「1拍」と数えます。

Question

下図の空欄に，心臓の4つの部屋と弁の名称を入れなさい。

弁の名称は，下記から選びなさい。

　　　僧帽，三尖，肺動脈，動脈，房室，大動脈

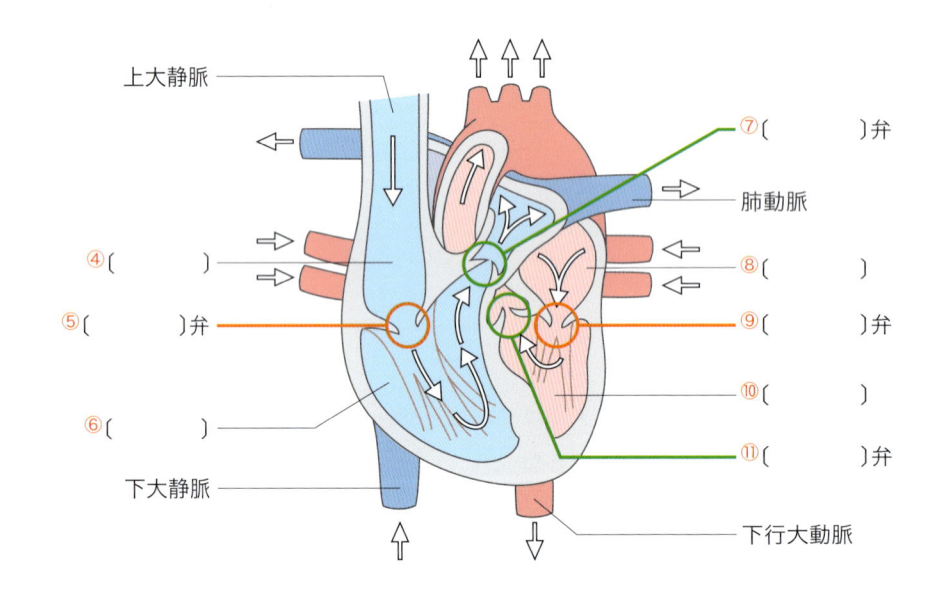

（上大静脈，肺動脈，下大静脈，下行大動脈）

④〔　　　〕
⑤〔　　　〕弁
⑥〔　　　〕
⑦〔　　　〕弁
⑧〔　　　〕
⑨〔　　　〕弁
⑩〔　　　〕
⑪〔　　　〕弁

　肺動脈弁と大動脈弁は，まとめて⑫〔　　　〕弁と呼ばれます。

　僧帽弁と三尖弁は，まとめて⑬〔　　　〕弁と呼ばれます。

心音を単純に「ドュ・タッ　ドュ・タッ」というリズムで表すと,「ドュ」が⑭〔　　〕音,「タッ」が⑮〔　　〕音となります。

〔⑭　〕音は,⑯〔　　〕弁（僧帽弁と三尖弁）が閉じる音です。

〔⑮　〕音は,⑰〔　　〕弁（肺動脈弁と大動脈弁）が閉じる音です。

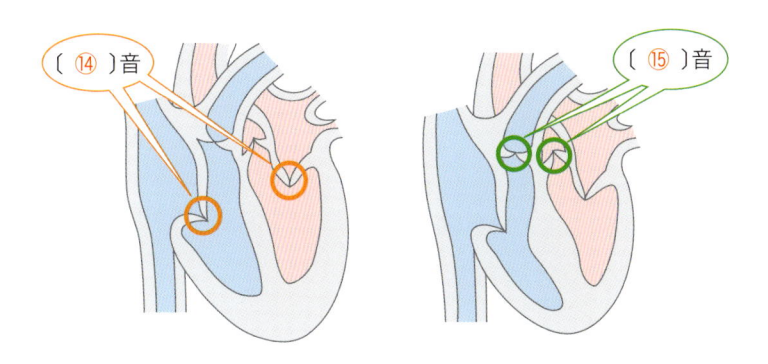

Ⅰ音とⅡ音の間が心臓の⑱〔収縮/拡張〕期,Ⅱ音と次のⅠ音の間が⑲〔収縮/拡張〕期です。
⑳〔収縮/拡張〕期に起こる心雑音は,必ず心臓由来のトラブルがあることを示します。

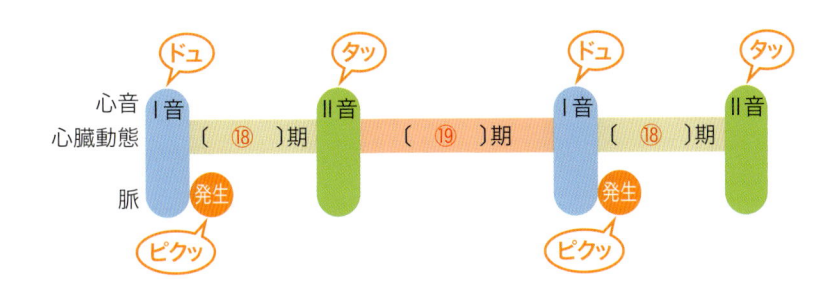

【Ⅰ音とⅡ音の鑑別】

心雑音が聴取されるタイミングを判断するには,Ⅰ音とⅡ音の鑑別ができることが必要です。

- **聴診による鑑別**：心基部で大きく聴こえる音は㉑〔Ⅰ/Ⅱ〕音。これは,㉒〔動脈/房室〕弁から発生する音は,血流に乗って心基部側（首元）に向かって伝達されるためである。
- **触診による鑑別**：心音を聴きながら頸動脈を触れ,血圧が高まり脈を生じた時が㉓〔Ⅰ/Ⅱ〕音の前,つまり㉔〔収縮/拡張〕期とわかる。これは,心臓が収縮した直後,その圧力が脈として伝わるためである。

【心音聴取の手順】

聴診器の㉕〔膜型/ベル型〕で，Ⅰ音，Ⅱ音を聴きます。

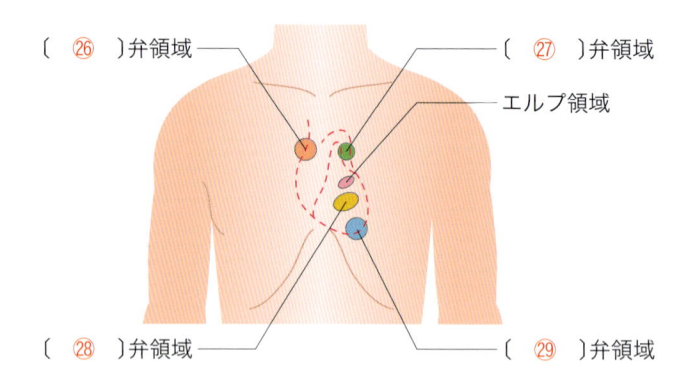

正常な音の特徴を頭に入れた上で，㉖〔　　　〕弁領域，㉗〔　　　〕弁領域，エルプ領域，㉘〔　　　〕弁領域，㉙〔　　　〕弁領域の順で聴取していきます。

〔㉖　〕弁領域
〔㉗　〕弁領域
エルプ領域
〔㉘　〕弁領域
〔㉙　〕弁領域

Question

A～Cについて，正しいものに〇，間違っているものに×を入れなさい。

A　大動脈弁領域では，通常，Ⅱ音のほうがⅠ音よりも大きく聴こえる。㉚〔　　　〕

B　Ⅰ音とⅡ音のもともとの音量は，Ⅰ音のほうが大きい。㉛〔　　　〕

C　僧帽弁領域では，Ⅱ音よりもⅠ音のほうが大きいか，同等の大きさで聴こえる。㉜〔　　　〕

Question

心音聴診の際，これまで聴取されなかった心雑音が聴こえた場合，どのような観点で心雑音を捉え，どのように判断しますか。下記の空欄に適切な語を入れなさい。

- 心雑音が聴取されるタイミング：収縮期か拡張期かを確認する。㉝〔　　　〕期であれば，心筋梗塞など緊急性の高い疾患が疑われる。
- 心雑音の大きさ：レバインの6段階分類で第㉞〔　　　〕度以上，つまり㉟〔　　　〕を触れる場合は，心臓由来のトラブルと考えられる。
- 心雑音が目立つ部位：トラブルのある㊱〔　　　〕の位置を同定するヒントとなる。

演習

以下について，2人一組で，患者役・ナース役を決めて行いましょう。

収集した情報は主観的情報（S）と客観的情報（O）に分け，記録用紙（▶p.45）に記入します。

❶ 全身の脈の触知をします。

❷ 脈拍欠損を確認します。
- 頸動脈の触知と心尖拍動の触知を同時に行い，脈拍数と心拍数を観察します。
- 心音を聴きながら橈骨動脈を触知し，脈拍数と心拍数を同時に観察します。

❸ 四肢の視診と触診をします。
- 上肢末梢と下肢末梢の冷感の有無を，左右差を含めて確認します。
- 下腿，足背を指で押さえて，圧痕が形成されるか否かを確認します。

❹ 血圧測定を行います。

❺ 起立性低血圧の有無をみます。

臥床し，十分安静を保った後の血圧と脈拍を測定した後，起立直後の血圧と脈拍を測ります。その後，立位を保ったまま2分後と5分後に，血圧と脈拍を測定します。

❻ 頸静脈の視診をします。

❼ 中心静脈圧を測定します。

❽ 心音を聴取します。

心拍数/リズム/Ⅰ音とⅡ音の鑑別/心雑音の有無

NOTE　血圧の変化をみる

起立性低血圧の有無をみる際，起立直後だけでなく2分後，5分後にも血圧測定するのは，血圧の変化を細かくみていくためです。

正常であれば，起立直後は収縮期血圧が少し下がり，拡張期血圧は同じか少し上がります。そして血圧が下がりそうになると脈拍数を増やし（代償機能），血圧を調整します。

この調整がうまくできず血圧がリカバーされなければ，血圧は下がっていきます。この変化は起立直後から数分の間に起きるので，分単位で変化をみていくのです。

なお，短い時間の中で血圧を測定する場合は，そのたびにマンシェットを巻き直す必要はありません。マンシェットは巻いたままで，次の測定を行います。手動での測定が難しければ，自動血圧計を利用するのも1つの方法です。

Chapter 4 消化系のフィジカルアセスメント

1 消化系の機能

■消化系とは

　口から食物を取り入れ，嚙み砕いて飲み込み，①〔　　　〕を取り込んで排便するまでの過程が消化系の機能です。

　口から摂取された食物は，口→②〔　　　〕→③〔　　　〕→十二指腸→空腸→④〔　　　〕→⑤〔　　　〕（盲腸，結腸，直腸）→肛門を通り，必要な〔①　　　〕を身体に取り込んだ後，排出されます。

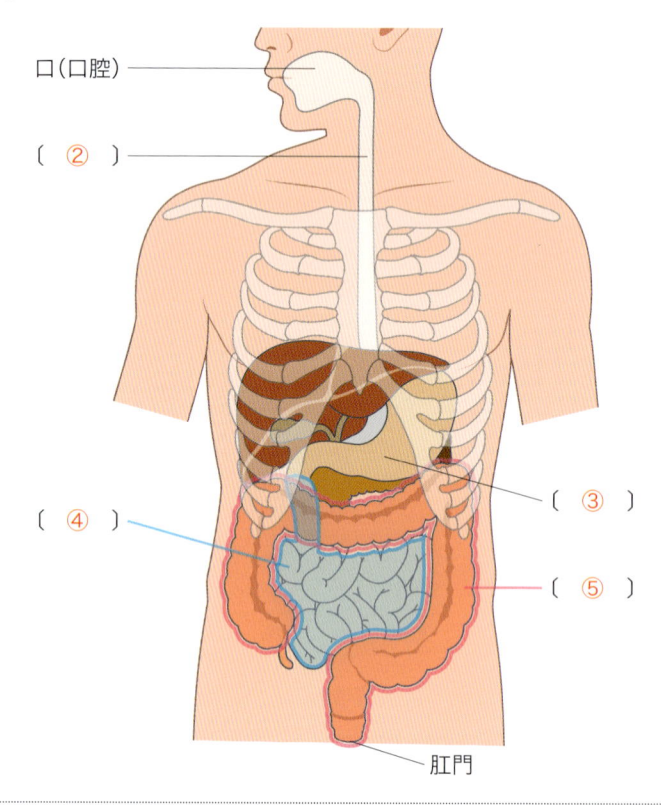

口（口腔）
〔②〕
〔③〕
〔④〕
〔⑤〕
肛門

> **NOTE　人の身体の内部と外部**
>
> 　人体の構造は，よくチクワにたとえられます。真ん中が空洞の，あの食べるチクワです。身体にも，一本の穴が空いています。入口は口，出口は肛門。チクワの穴の中がチクワの身ではないのと同様に，身体の穴の中は身体の内部ではありません。つまり消化管の中や口の中は身体の内側にありながら，身体の「外部」なのです。
>
> 　胃液や唾液などの消化液が内分泌ではなく外分泌であるというのも，このためです。胃液は胃袋の中へ，唾液は口腔内へ分泌されているので，外部に向けた分泌，つまり外分泌なのです。これに対し，ホルモンのように身体の内部に向けて分泌されるのが内分泌となります。

66

■口腔周辺のアセスメント

【口腔周辺の観察】

Question

消化の第1段階である口腔の解剖の名称を，下記から選んで図中の空欄に入れなさい。

> 口蓋扁桃，舌小帯，硬口蓋，軟口蓋，口蓋垂，口角

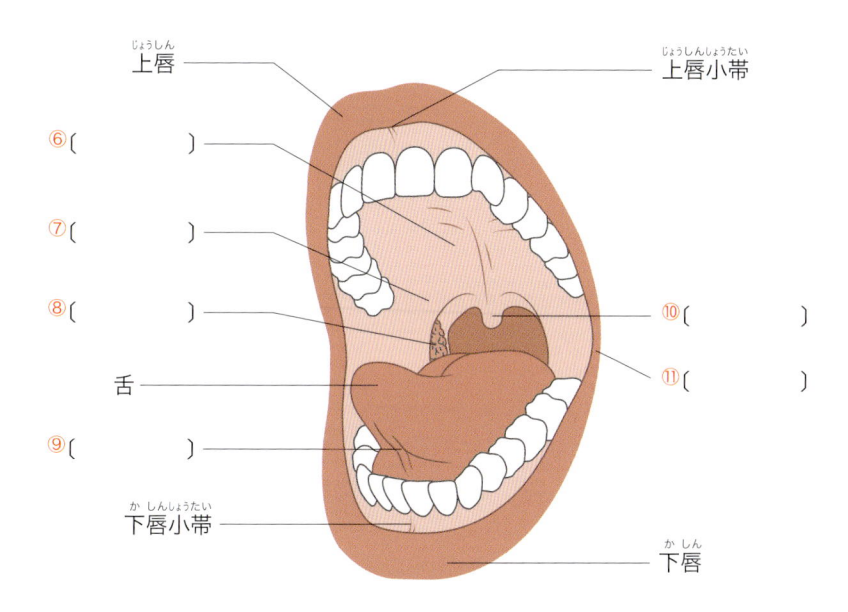

上唇
上唇小帯
⑥(　　　　　)
⑦(　　　　　)
⑧(　　　　　)
⑩(　　　　　)
⑪(　　　　　)
舌
⑨(　　　　　)
下唇小帯
下唇

Question

日常生活の中で，「食べる」ことについて問題がないかを判断するために，口腔周辺の何を観察する必要があるか答えなさい。

例 口を開閉できるかをみるために，下顎の動きをみる。下顎関節突起に手を置いて，ゆっくりと口を開閉してもらい，下顎の動きが正常か，引っかかりがないか，音がしないかを観察する。

⑫[

]

HINT

「食べる」という一連の動作に沿って，観察の目的と方法をあげてみましょう。
たとえば，「口に食物を取り込み，その状態を保ちながら噛み砕く」という動作をするには，口をしっかりと開閉できることが必要です。

【咽頭反射】

咽頭反射とは，⑬〔　　　　〕壁（喉の一番奥）や舌根（舌の根元）などに歯ブラシなどの異物が触れた時に，⑭〔　　　〕筋がキュッと収縮して物を吐き出そうとする運動です。これは異物が⑮〔　　　〕に落ちるのを防ぐために起こる正常な反応です。

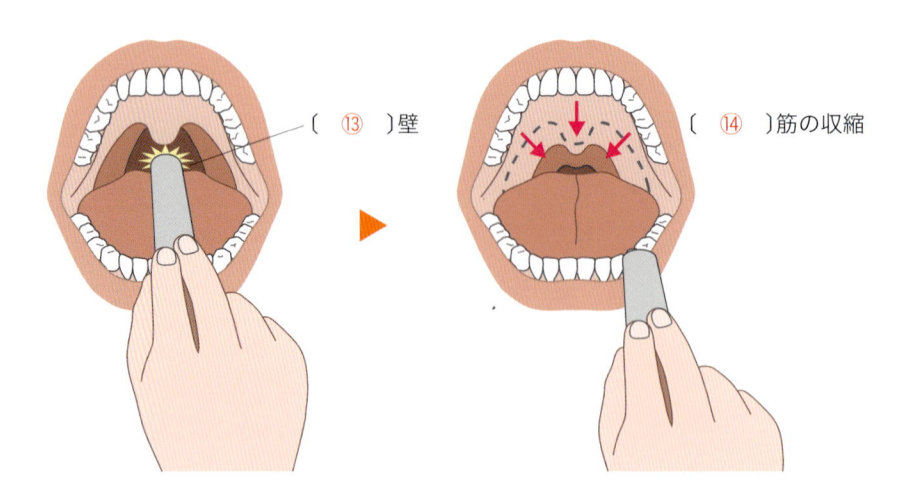

〔　⑬　〕壁　　　　〔　⑭　〕筋の収縮

咽頭反射をみるには，〔　⑬　〕壁を舌圧子で一瞬だけ突くように触れます。〔　⑭　〕筋が収縮し，舌圧子を押し戻すような反応(咽頭反射)があるかを確認します。

咽頭反射が起こらないと，食物が〔　⑮　〕のほうに流れ込んでしまう⑯〔　　　〕の可能性があるため，口から食物を摂取するのは大変危険です。

咽頭反射の確認は，上部内視鏡検査などのために咽頭⑰〔　　　〕を行った後，飲食を再開してよいかの判断にも用いられます。

NOTE　消化系に意思は反映されるか，されないか

　呼吸系や循環系の機能は，私たちが意識しなくても自動的に営まれています。「うっかり横隔膜の収縮を忘れていた」「心臓を動かし忘れた」ということはありません。これに対して感覚系や運動系は，見たり，手足を動かしたりなどの意思があって営まれます。

　では，消化系はどうでしょうか。口に食物を入れ，ゴクリと飲み込むまでの消化の最初の段階は，私たちが意図して行うことです。でもその先は，胃や腸が自動的に消化作業を進めてくれます。ここには私たちの意思は反映されません。

　この自動的な消化作業がうまくいかなかったり，逆流したりすると，下痢や嘔吐などの症状として現れます。

　消化系のアセスメントは，本人の意思による部分と，そうでない部分，両方を含めてみていくものなのです。

2 腹部のフィジカルアセスメント

■腹部に存在するもの
【腹部の臓器の位置と名称】

Question

腹部の臓器の名称を，下記から選んで図中の空欄に入れなさい。

> 盲腸，脾臓，左腎臓，右腎臓，下行結腸，S状結腸，虫垂，
> 横行結腸，直腸，上行結腸，肝臓，胃，小腸，膀胱

前面

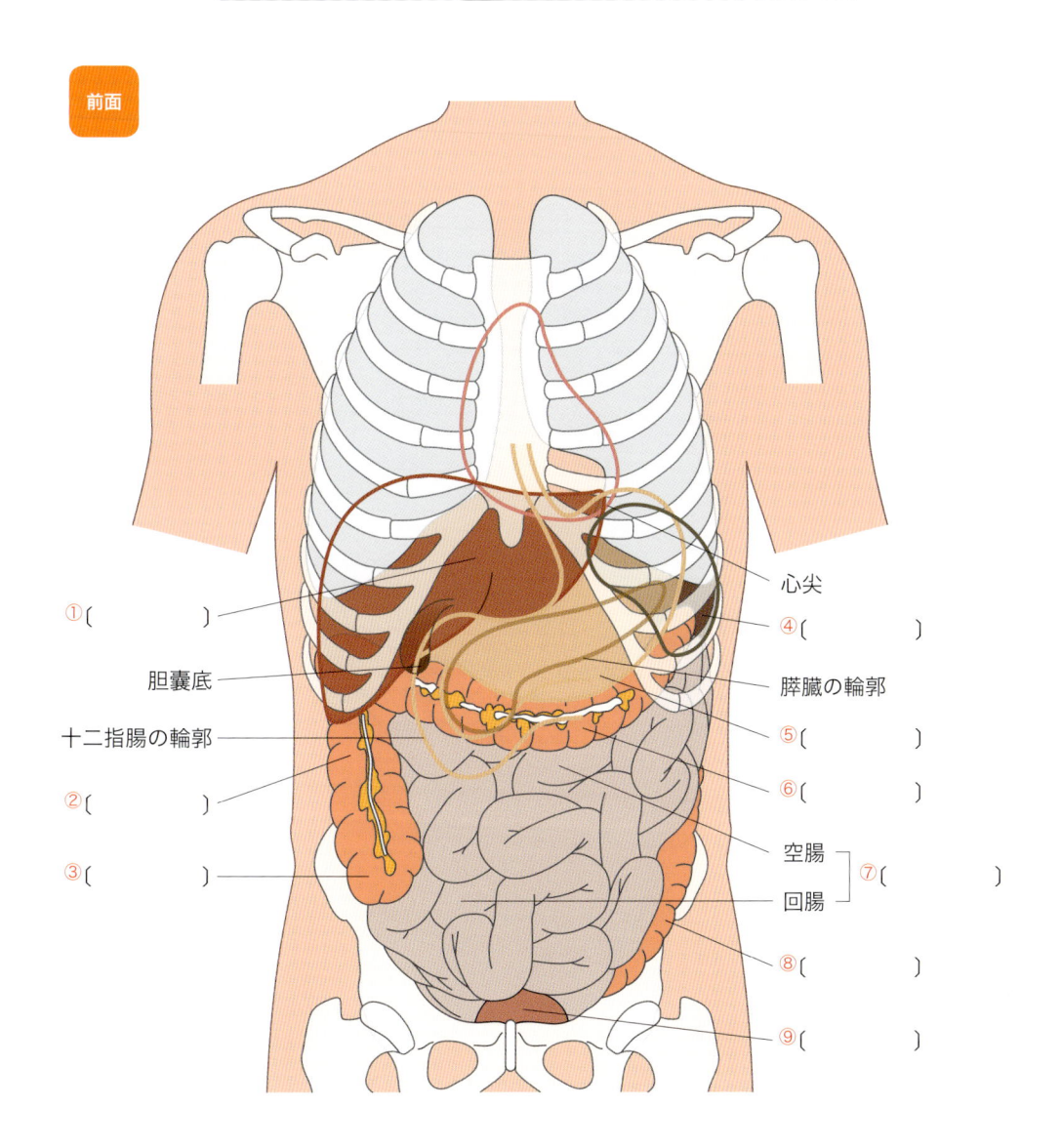

- ① (　　　　)
- 胆嚢底
- 十二指腸の輪郭
- ② (　　　　)
- ③ (　　　　)
- 心尖
- ④ (　　　　)
- 膵臓の輪郭
- ⑤ (　　　　)
- ⑥ (　　　　)
- 空腸
- 回腸
- ⑦ (　　　　)
- ⑧ (　　　　)
- ⑨ (　　　　)

Question

腹部の臓器の名称を，下記から選んで図中の空欄に入れなさい。

> 盲腸，脾臓，左腎臓，右腎臓，下行結腸，S状結腸，虫垂，
> 横行結腸，直腸，上行結腸，肝臓，胃，小腸，膀胱

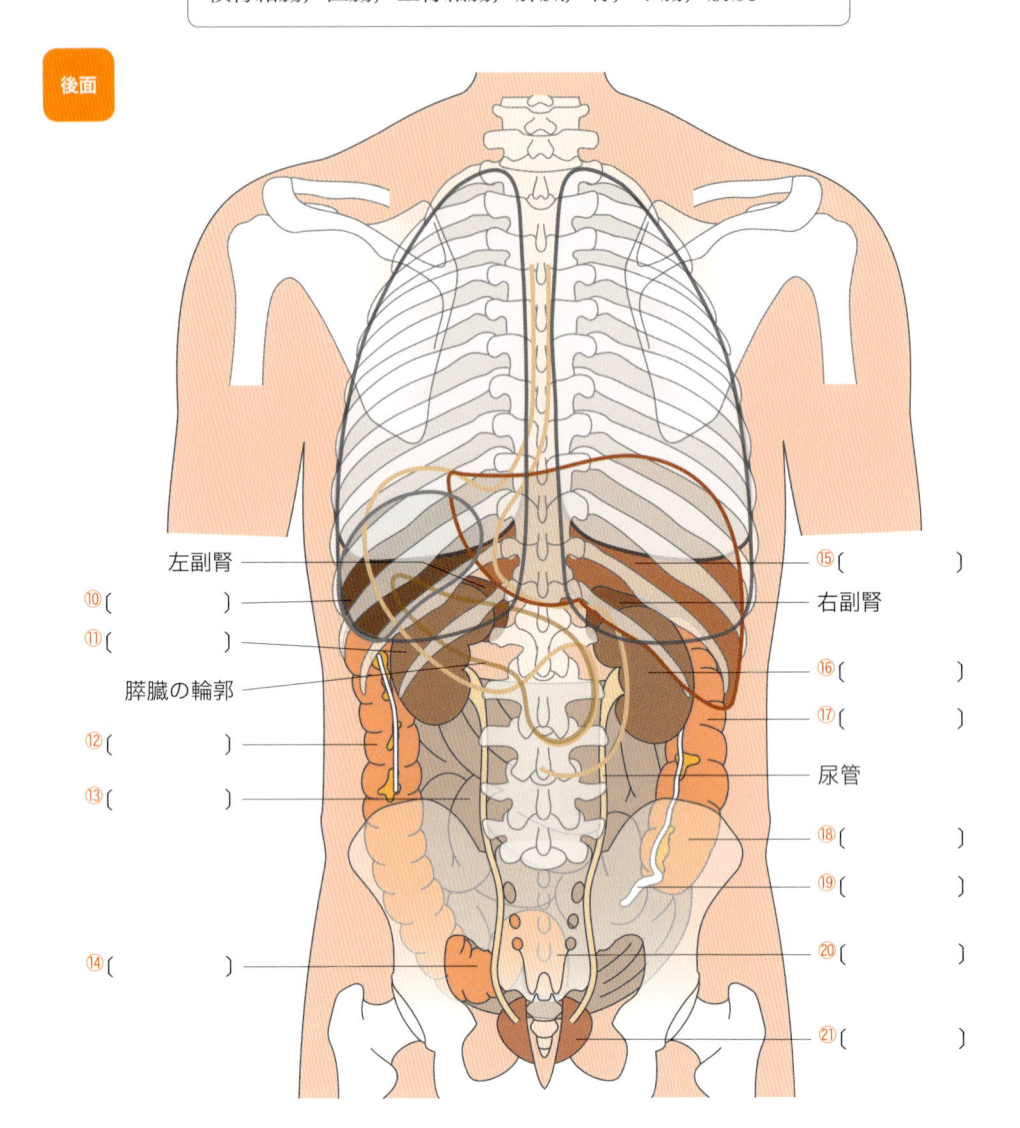

後面

左副腎
⑩〔　　　〕
⑪〔　　　〕
膵臓の輪郭
⑫〔　　　〕
⑬〔　　　〕
⑭〔　　　〕

⑮〔　　　〕
右副腎
⑯〔　　　〕
⑰〔　　　〕
尿管
⑱〔　　　〕
⑲〔　　　〕
⑳〔　　　〕
㉑〔　　　〕

【腹部の臓器】

腹部にはたくさんの臓器があります。
- ㉒〔　　　〕管：胃，十二指腸，小腸，大腸
- 消化器実質臓器：肝臓，㉓〔　　　〕臓，胆嚢
- 泌尿器系：㉔〔　　　〕臓，膀胱（尿管・尿道）
- その他：㉕〔　　　〕臓，副腎，大血管など

■フィジカルアセスメントでわかること，わからないこと

　腹部の臓器で，見る，聴く，触れるなどフィジカルアセスメントで直接，判断できること，つまり人間の五感で確認できることはほとんどありません。

【消化器系の臓器】

　㉖〔　　　〕臓は胃の裏側（背部側）に位置し，胆嚢も㉗〔　　　〕臓に覆われています。肝臓は触診によって捉えられますが，ほとんどが㉘〔　　　〕の中に入っています。

Question

　肝臓の触診について，A〜Cから間違っているものを1つ，選びなさい。

A 肝臓の腫大は，肝炎や右心不全の唯一のサインと考えられるので，日常的に触診によって確認すべきである。

B 肝臓の大きさは個人差が大きいので，大きさとともに経時的にみた大きさの変化という観点も大切である。

C 肝臓を触知しようとする深い触診は，患者さんの負担を強いるほどの情報がどうしても必要でない限り，行わない。

　間違っているのは，㉙〔　　　〕です。

【泌尿器系の臓器】

　㉚〔　　　〕臓は後腹壁に位置する臓器なので，腹側から触知してもわかりません。背側からアプローチしようとしても，㉛〔　　　〕筋があるために触知はできません。
　膀胱は㉜〔　　　〕腔の中に入っていて，明瞭に触知することができません。

【その他の臓器】

　㉝〔　　　〕臓は腹部打撲などにより破裂して，腹腔内出血の出血源になったり，白血病などでは㉞〔　　　〕になる場合もあります。このような背景がある場合にのみ，観察が必要となります。

　ホルモンを分泌する臓器の1つである副腎は㉟〔　　　〕臓に乗っかっている小粒な実質臓器なので，触診や打診を行っても，〔㉟　　〕臓との区別はできません。

　大血管については，正常であれば五感で感知できるものではありません。

　しかし，㊱〔　　　　〕や血管の㊲〔　　　〕などがある場合には，聴診によって血管雑音を捉えうる可能性もあります。

■血管雑音の聴取

【腹部の動脈】

血管雑音は㊳〔高調／低調〕性なので，聴診器の㊴〔膜型／ベル型〕で聴取します。

腹部の血管雑音の聴診は，大動脈の部位を意識して行うことが有効です。

Question

腹部の動脈の名称を，下記から選んで図中の空欄に入れなさい。

大腿，右腎，左腎，腸骨

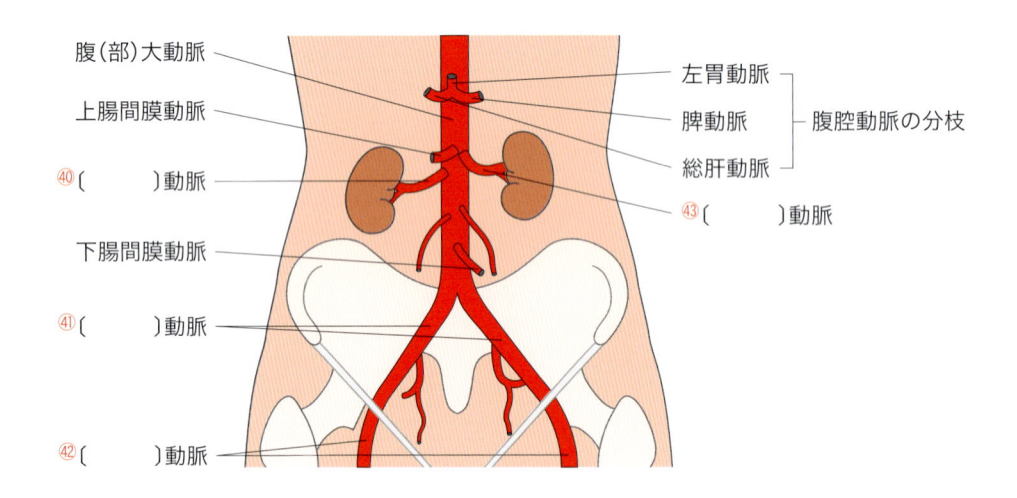

図中ラベル：
- 腹(部)大動脈
- 上腸間膜動脈
- ㊵（　　　）動脈
- 下腸間膜動脈
- ㊶（　　　）動脈
- ㊷（　　　）動脈
- 左胃動脈
- 脾動脈　｝腹腔動脈の分枝
- 総肝動脈
- ㊸（　　　）動脈

NOTE　血管雑音を生じるメカニズム

血管雑音は，正常であれば聴取されません。トラブルのない順調な血流では，余計な音は立ちません。血管が実際に狭くなったり，血流が本来想定されているよりも大量になったために血管が相対的な狭窄状況になったことで，摩擦による音が生じます。

本来，血管の断面は，真円に近い形をしています。真円に近づけば近づくほど，同じ面積でも周囲径は小さくて済みます。周囲径が小さければ，それだけ血流と血管の接触面積が小さくなり，摩擦による音が生じにくくなります。

しかし，血管内腔にプラークが生じたり，動脈硬化などで血管の弾力性が低下すると，血管断面を真円に近い形に保つことが難しくなります。断面が楕円に近づくと血流と血管の接触面積が増え，雑音が生じます。これが，雑音を生じるメカニズムです。

ほかにも，血流量の増加や血液成分の粘稠度が高まることも雑音の成因となります。

■腸蠕動音の聴取

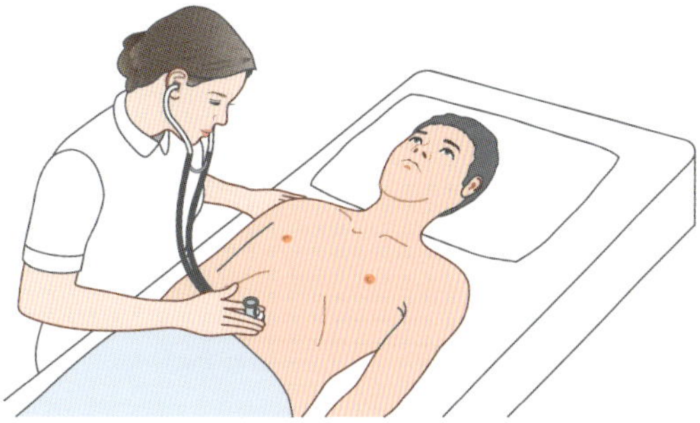

㊹〔　　　〕の最終段階である腸の動きを確認するには，聴診によって腸蠕動音を確認します。

腸蠕動音は比較的㊺〔高調/低調〕性なので，聴診器は㊻〔膜型/ベル型〕を用います。

㊼〔　　　〕分間経っても腸蠕動音が聴取されない場合,「腸蠕動音の減少」と判断できます。

㊽〔　　　〕分間続けて1度も腸蠕動音が聴取されない場合には,「腸蠕動音の消失」と判断できます。

Question

腸蠕動音について，A～Dから正しいものを2つ，選びなさい。

A 腸蠕動音が聴取されたら，音の長さと1分間の回数を測る。

B 腸管の狭窄や閉塞（イレウス）がある場合には，必ず「ピチン，ピチン」という金属音が聴取される。

C 「腸蠕動音の亢進」という表現は経験を積み重ねてできる判断であり，明確なルールはない。

D 腸蠕動音は，1か所で聴取すれば十分である。

正しいのは，㊾〔　　　〕と㊿〔　　　〕です。

■腹部の視診・触診

腹部は，臍を中心に下記の4つの領域に分けて視診や触診を行います。

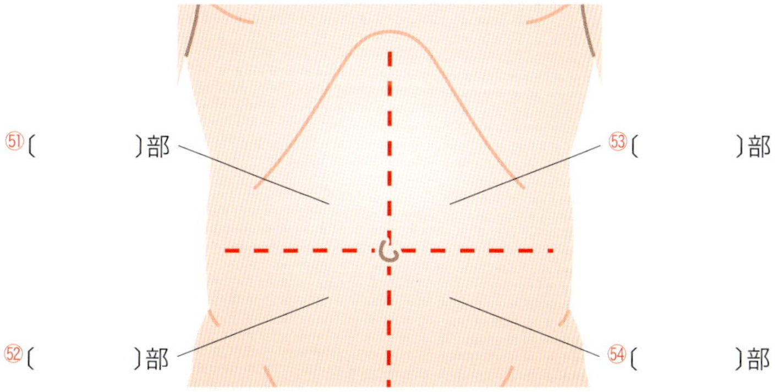
(51)〔　　　〕部
(53)〔　　　〕部
(52)〔　　　〕部
(54)〔　　　〕部

【腹部のアセスメント】

Question

腹部のアセスメントについて，A〜Cから正しいものを1つ，選びなさい。

A 原則として腹部のアセスメントは，患者さんに負担の少ない問診，視診から開始し，触診，打診，最後に聴診を行う。

B 診察は，患者さんの表情を見ながら行えるよう，患者さんの右側から行うとよい。

C 腹部エコーを行う予定のある場合は，診察の前に排尿を済ませておいてもらう。

正しいのは，(55)〔　　　〕です。

【腹部の触診】

腹部の触診は，指の腹を使った軽い触診が基本です。

軽い触診は，腹部をまんべんなく約1 cmの深さで押さえていきます。

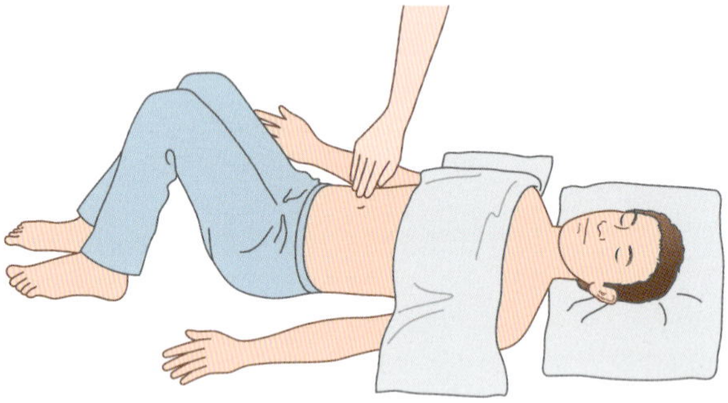

Question

腹部の触診の際に，留意すべきことを2つあげなさい。

また，触診の際の観点を2つあげなさい。

・留意すべきこと

例 患者さんに苦痛や痛みの表情がないかを確認しながら行う。

(56)〔　　　　　　　　　　　　　　　　　　　　　　　　〕

(57)〔　　　　　　　　　　　　　　　　　　　　　　　　〕

・観察すべきこと

例 腫瘤がないか。ある場合は可動性が良いか，前回と比べて場所が同じか。

(58)〔　　　　　　　　　　　　　　　　　　　　　　　　〕

(59)〔　　　　　　　　　　　　　　　　　　　　　　　　〕

■腹水の有無をみる

腹水とは，⁶⁰〔　　　〕内に異常に多量な体液が貯留した状態，あるいはその液体のことをいいます。

患者さんから「お腹が張る」などの訴えがあった時や，視診によって腹部膨隆が認められた時に，打診音の変化や波動の伝わり方から腹水の有無をアセスメントします。

腹部膨隆の原因としては下記の6つが考えられ，その頭文字から「6つのF」と呼ばれます。

❶腹水（fluid）
❷⁶¹〔　　　〕（fat）
❸ガス（flatus）
❹⁶²〔　　　〕（feces）
❺腫瘍（fibroma，本来はgrowth）
❻⁶³〔　　　〕（fetus）

【打診音の変化】

腹部を打診し，⁶⁴〔鼓/濁〕音が聴取されれば腹水の存在が示唆されます。⁶⁵〔鼓/濁〕音が聴取されれば，その直下には腹水が貯留していないと予測できます。

腹水は重力に従い低いほうに移動するので，患者さんの体位を変えて打診を行い，打診音の領域に変化がみられるかどうかで，腹水の有無を判断できます。

まず患者さんに仰臥位になってもらい，腹部を打診します。

腹水がある場合，腹部の中央付近は⁶⁶〔鼓/濁〕音，周辺部は⁶⁷〔鼓/濁〕音となります（図A）。

次に，患者さんに側臥位になってもらい，打診します。

腹水のある場合，上方は⁶⁸〔鼓/濁〕音，下方は⁶⁹〔鼓/濁〕音となります（図B）。

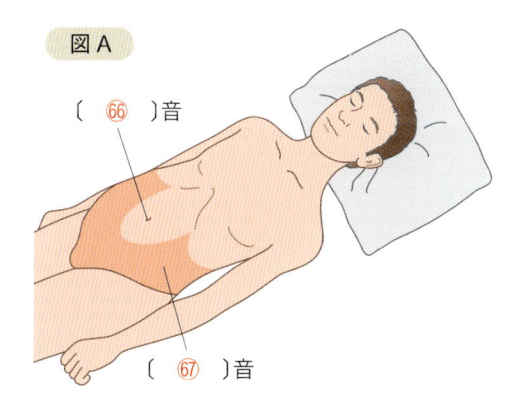

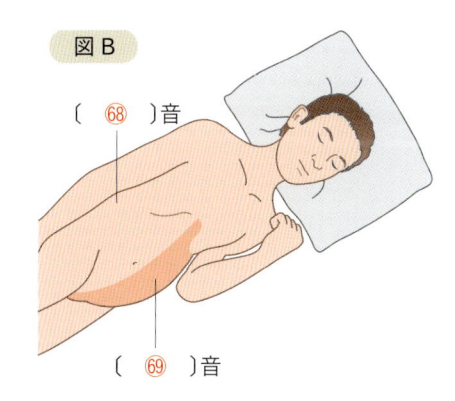

図A
〔⁶⁶　〕音
〔⁶⁷　〕音

図B
〔⁶⁸　〕音
〔⁶⁹　〕音

【波動の伝わり方】

　片側の側腹部に手掌を当て，もう一方の手で反対側の腹壁をトントンと叩きます。この時，患者さん自身の手，あるいは第三者の手で腹部の中央を遮ります。

　叩いていない側の手に，皮膚表面を伝わってきた振動ではなく，直接，波動を感じたら，腹水が⑦〔ある／ない〕と判断できます。

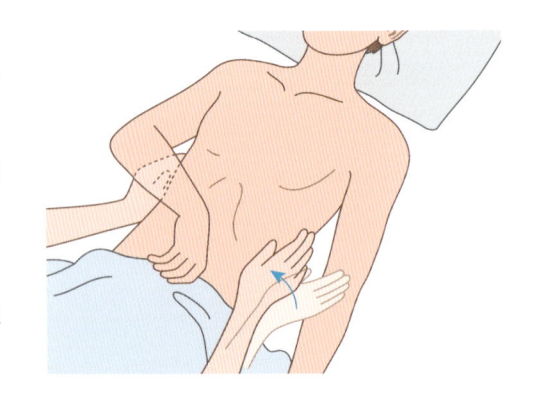

Question

腹水がある場合の腹部での波動の伝わり方について，正しいのはどちらでしょうか。

A 腹水が貯留していると，腹腔内の腸や肝臓などの臓器が固定されて振動しにくくなり，腹壁の反対側に波動が伝わらない。

B 腹水が貯留していると，腹腔内の臓器の間を腹水が埋めることになるので，振動が途切れず片側からの波動が直接，反対側に伝わる。

正しいのは，㋗〔　　〕です。

演習

　以下について，2人一組で，患者役・ナース役を決めて行いましょう。収集した情報は主観的情報（S）と客観的情報（O）に分け，記録用紙（▶p.45）に記入します。
　患者役は腹筋をゆるめるために，仰臥位になり膝を曲げます。剣状突起から恥骨結合まで十分に露出し，それ以外の部分はタオルで覆います。

❶ 腹部の視診を行います。
　腹部の輪郭，左右対称性／表面の拍動や動き，膨隆の有無／皮膚の色調，線状，瘢痕，静脈走行網の有無／臍の位置，色調

❷ 腹部の聴診を行います。
　腸蠕動音の有無（有・減少・消失・亢進）／血管雑音の有無，聴取部位／肝臓の大きさ（スクラッチテストによる）

❸ 腹部の軽い触診を行います。
　圧痛の有無／固さ

❹ 腹部の打診を行います。腹部4領域を打診し，鼓音か濁音かを聴き分けます。
　ガスや便の有無／腹水や腫瘤の有無

NOTE 立位での浣腸は，なぜ危険？

　浣腸を安全に正しく行うためには，腸の解剖学的な走行について知っている必要があります。直腸は，その名称からもまっすぐ垂直に立っているかのように感じられますが，実際には違います。直腸の走行は，肛門から長さ約3 cmの肛門管を経て，約5〜6 cm入ったところで，急角度で背側に曲がっています。

　浣腸を行う時，そのままの方向でチューブを押し進めると，腹側の直腸壁に突き当たることになり（下図），直腸粘膜を傷つけたり，直腸穿孔を起こすこともあります。

　特に立位のまま浣腸を行うと，浣腸のチューブ尖端が直腸壁と垂直に近い角度でぶつかりやすく，また腸管自体の重さが肛門側の腸管にかかってくるため，腸管を傷つけるリスクが高くなります。

　浣腸は，立位ではなく，必ず側臥位（左側臥位）で行いましょう。また，チューブ挿入の長さは7 cmを超えないことも重要です。

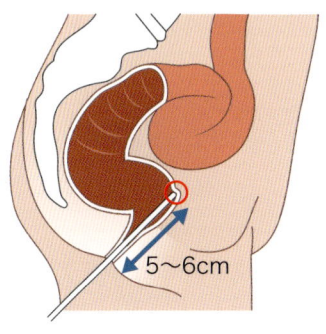

〔参考 山内豊明 監修：適正な浣腸処置のために，テイコクメディックス株式会社（現 日医工株式会社），2008〕

Chapter 5 感覚系のフィジカルアセスメント

1 見る：眼のフィジカルアセスメント

■眼の部位の名称

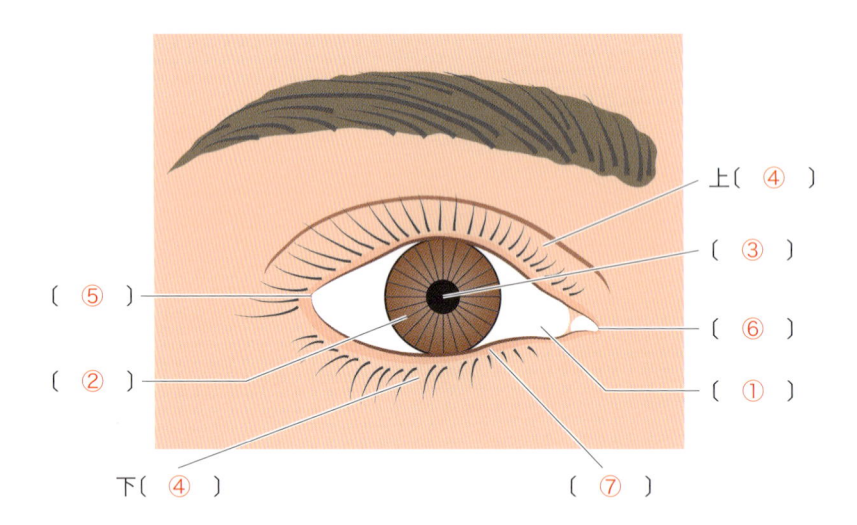

眼の各部位の名称は，日常使っている言葉と医療用語で異なるものが多くあります。

一般にいう白目は，医療用語で①〔　　　〕と呼ばれます。同様に，黒目は②〔　　　〕，瞳は③〔　　　〕，まぶたは④〔　　　〕，目じりは⑤〔　　　〕，目頭は⑥〔　　　〕です。

貧血がないかを確認する際に観察する，いわゆる「まぶたの裏」は，⑦〔　　　〕と呼ばれます。

上〔 ④ 〕
〔 ③ 〕
〔 ⑤ 〕
〔 ⑥ 〕
〔 ② 〕
〔 ① 〕
下〔 ④ 〕
〔 ⑦ 〕

■視力，視野のスクリーニング

臨床で行う「見る」ことに関連するフィジカルアセスメントとしては，日常生活で必要な視力，視野が保たれているかを確認することです。

Question

患者さんから「見えにくい」などの訴えがあった時，あるいは周囲の物が見えにくいように思われる時，どのような方法で日常生活に必要な視力が保たれているかを確認しますか。視力表などのツールを使わずに確認する方法を考えてみましょう。

⑧〔　　　　　　　　　　　　　　　　　　　　　　　　　　　　　　　　　　　〕

■眼位をみる

【斜視】

　斜視とは，両眼の⁹〔　　　〕が並行して目標に向かわず，片方の眼の〔　⑨　〕が別の方向へずれている状態です。両眼視機能の異常や弱視を伴うこともあります。

　斜視の有無を判断するには，30～40 cm離れたところから当てたペンライトの光を見てもらいます。

　両眼とも瞳孔の中の同じ箇所に光が入っていれば正常です。

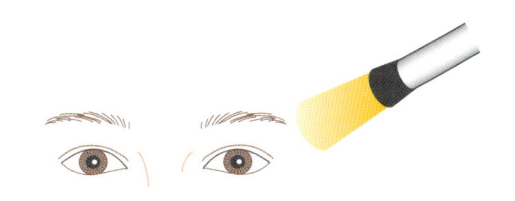

Question

下図AとBは，それぞれ外斜視，内斜視のどちらでしょうか。

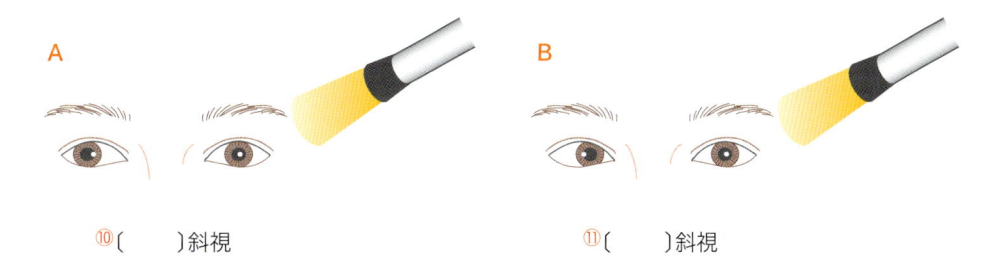

A

⑩〔　　　〕斜視

B

⑪〔　　　〕斜視

> **NOTE　斜視があるから，見えにくい？**
>
> 　斜視で生活上困ることは，何でしょうか。外見上の問題はあるかもしれませんが，本人の「見え方」についていえば，生まれた時から斜視だった場合は特になのですが，本人は何も困っていないことがよくあります。
>
> 　人間は生まれた時には距離感がなく，立体視がまだできません。試行錯誤しながら距離感を身につけていきます。ですから生まれた時から斜視があった場合，その状態で立体視を獲得していけば，困ることは何もないのです。
>
> 　本人にとって問題となるのは，完全に立体視を身につけた後で，脳梗塞や眼の病気などで斜視が起こった場合です。右眼で見える像と左眼で見える像が，自分が想定している像と異なると，頭の中でその像をうまく処理することができません。そのため像が2つに見える「複視」などを訴えることがあるのです。

【眼球突出】

眼球が突出していると，正面を見た時に上眼瞼と虹彩の間に⑫〔　　　〕の部分が見えます。眼球突出は，バセドウ病に代表される⑬〔　　　　　〕亢進症などでみられます。

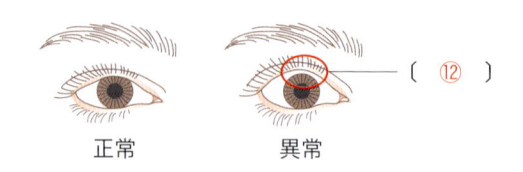

〔⑫〕

正常　　　異常

■外眼球運動をみる

【外眼球運動とは】

外眼球運動とは，眼球を上下，左右などに動かす運動のことです。

眼球は，3つの脳神経，つまり⑭〔　　　〕神経，⑮〔　　　〕神経，⑯〔　　　〕神経に支配され，上直筋，下斜筋など6方向の⑰〔　　　〕筋が引っ張り合うことで動きます。

【外眼球運動のみかた】

患者さんに，眼だけで検者の指の動きを追ってもらい，眼球を動かす筋肉が正常に機能しているか，眼球を動かした先で固定していられるかをみます。

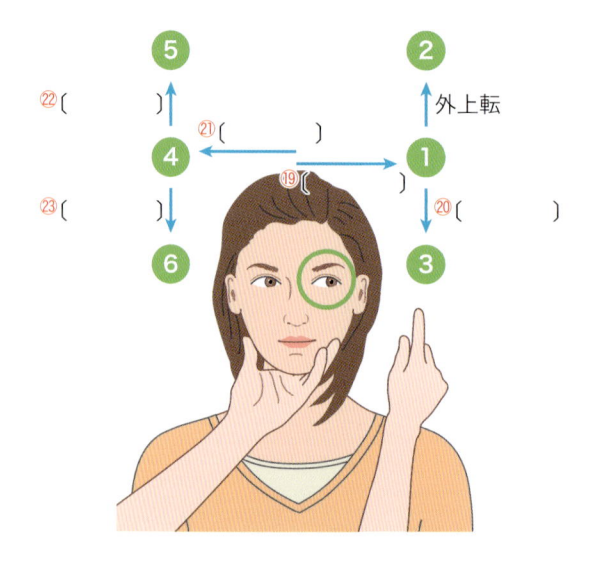

脇を見た時に眼球がピクピクと揺れる状態は，⑱〔　　　〕と呼ばれます。

> **Question**
>
> 下図は，外眼球運動をみる時の検者の指の動きの一例を示しています。
>
> ❶～❻の指の動きに伴う患者の左眼の動きについて，正しい語を下記から選んで図の空欄に入れなさい。
>
> 内転，外転，外下転，内上転，内下転
>
> ㉒〔　　　〕　❷ ↑外上転
> ❺ ↑　㉑〔　　　〕
> ❹ ←　　　→ ❶
> 　　　⑲〔　　　〕　⑳〔　　　〕
> ㉓〔　　　〕↓
> ❻　　　❸

80

Question

外眼球運動のアセスメントでAとBの状態が認められた場合，どの方向への運動に制限があると考えられるでしょうか。下記の空欄に適切な言葉を入れなさい。

A 患者の顔の右側で指を止め，できるだけ真横を見てもらった時の眼球の位置

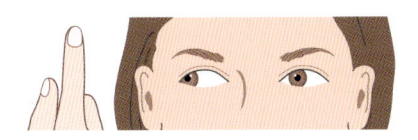

　左眼の内眼角と虹彩の間に㉔〔　　　〕が残っているので，左眼の㉕〔内転/外転〕に制限があると考えられます。

B 患者の顔の上側で指を止め，できるだけ真上を見てもらった時の眼球の位置

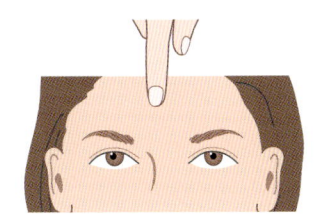

　外眼角と内眼角を結んだ線より下に㉖〔　　　〕が残っているので，両眼の㉗〔上転/下転〕に制限があると考えられます。

【外眼球運動の記録】
　斜視や外眼球運動の制限を記録する時には，標準化されたチャートが使われます（**図A**）。チャートの記入例を示します（**図B**）。

図A　標準化されたチャート

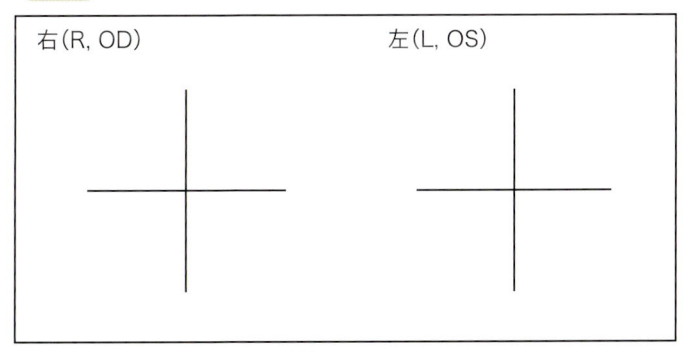

R, OD：right, oculus dexter；右眼
L, OS：left, oculus sinister；左眼

> **図B** チャートの記入例
> 右：内斜視あり，外転制限あり　左：斜視なし，運動制限なし

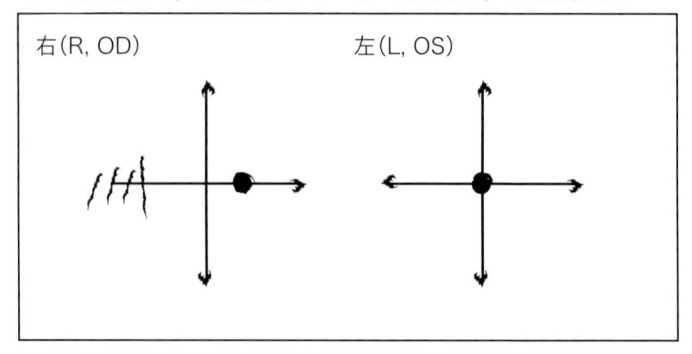

　チャート上に書き込まれた●は，正面視をした時の眼位を示します。

　この例では，右眼の眼位が内側（鼻側）にずれ，右内斜視があることを示しています。左眼の眼位は正中にあり，正常です。

　チャート上に書き込まれた斜線は，外眼球運動に制限が認められる範囲を示します。

　この例では，右眼の外側（耳側）に制限があることを示しています。左眼の外眼球運動に制限はありません。

Question

　図Bの例を参考に，**A**と**B**の患者さんの状態を説明しなさい。

A ㉘〔右：　　　　　　　　　　　左：　　　　　　　　　　　〕

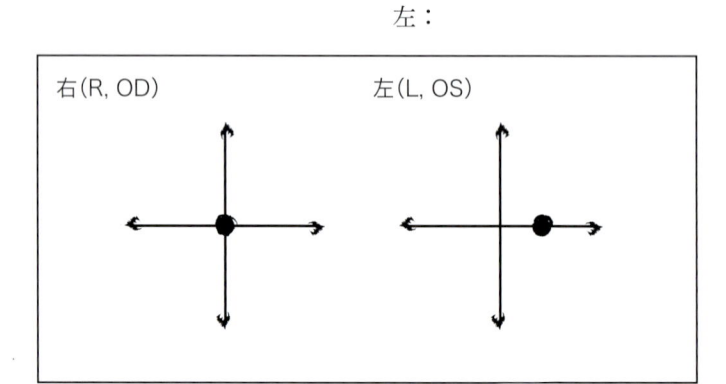

B ㉙〔右：　　　　　　　　　　　左：　　　　　　　　　　　〕

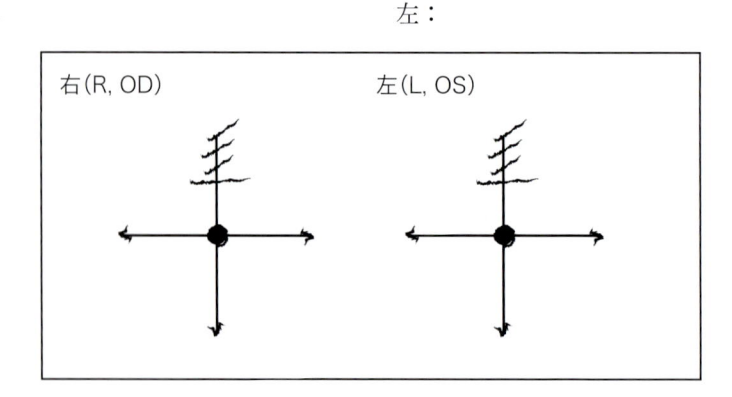

Question

CとDの患者さんの状態を，下記のチャートに書き入れなさい。

C 右：斜視なし，外転制限あり　左：斜視なし，運動制限なし

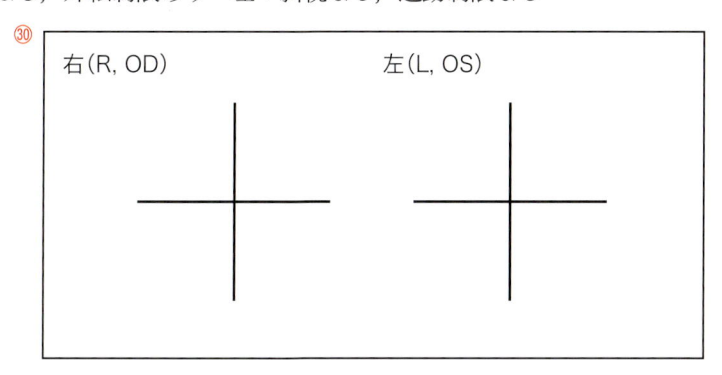

㉚

| 右(R, OD) | 左(L, OS) |

D 内斜視と外転制限が左右ともにあり

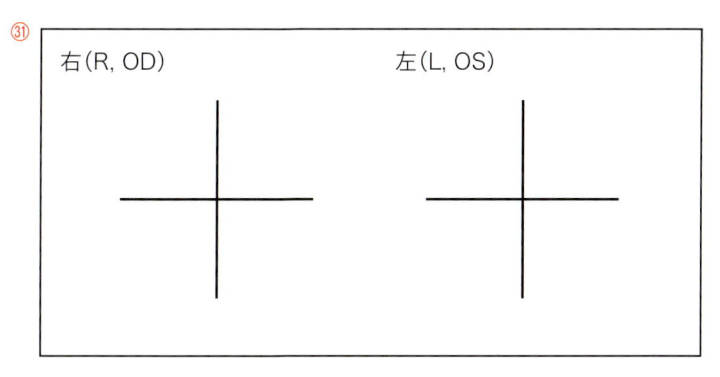

㉛

| 右(R, OD) | 左(L, OS) |

Question

左眼の状態が下記のように記録されている場合，患者さんにはどのような「見えづらさ」があると考えられますか。また，どのようなことに配慮が必要と考えられますか。

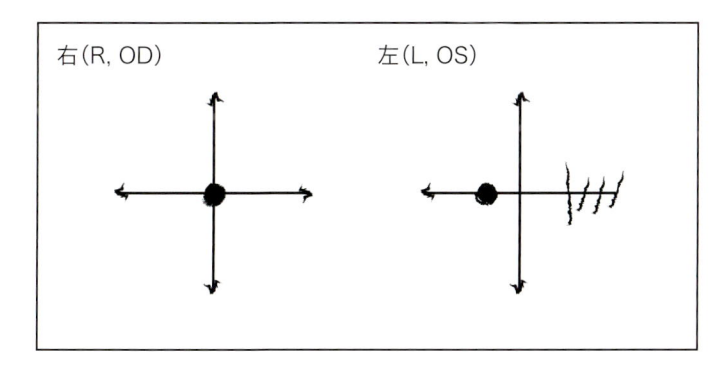

| 右(R, OD) | 左(L, OS) |

㉜ [　　　　　　　　　　　　　　　　　　　　　　　　　　　　　　　　　]

■半側空間無視と視野欠損

「半側空間無視」と「片側の視野欠損」は,両方とも視野の片側に対する支障がある状態ですが,その原因や症状には大きな違いがあります。

- 半側空間無視:脳梗塞などの後遺症として現れる㉝〔　　　〕失認の1つ。
- 視野欠損:㉞〔　　　〕の一部が腫瘍などにより圧迫されることなどで,視野の一部が欠けたり狭くなるなどの異常がある状態。

㉟〔視野欠損/半側空間無視〕の場合は,本人に「見えにくい」自覚があります。
㊱〔視野欠損/半側空間無視〕では,本人が「見えていない」という異常に気がつきません。食事を片側だけきれいに残したり,身体の片側だけをぶつけたりしますが,本人にとってその片側はそもそも「ない」空間なので,異常であると意識していないのです。

Question

左側の半側空間無視のある患者さんの生活には,どのような不自由があると考えられますか。また,その不自由を改善するためにナースとして配慮すべきことを考えなさい。

例
- 考えられる不自由:ナースコールが左側にあると,必要な時にナースコールを見つけられない。
- 配慮すべきこと:ナースコールは患者さんの右側に設置する。

㊲〔
- 考えられる不自由:

- 配慮すべきこと:
〕

NOTE　理由はどうあれ,日常生活の「不自由さ」は同じ

半側空間無視は,視覚の障害ではなく失認であり,高次脳機能障害の1つです。しかし,「見る」ということを通しての日常生活への影響を考えると,視覚の障害から「見えない」場合と同じ不自由が生じます。

疾患名に応じてケア方針を考えるのではなく,患者さんの日常生活の不自由さに応じたケア方針を考えること。それは「患者さんの生活をみる」ナースならではの視点です。

演習1

以下について，2人一組で，患者役・ナース役を決めて行いましょう。
収集した情報は主観的情報（S）と客観的情報（O）に分け，記録用紙（▶p.45）に記入します。

❶ 視力や視野のスクリーニングを行います。
❷ 外眼球運動を確認します。
　両眼の共同運動／対象を追う時の眼の動き／複視（物が二重に見えること）の有無

演習2

「見えない」という訴えについて考えてみましょう。
❶「見えない」から想定される状態をあげてみましょう（「片側だけ見えづらい」「だぶって見える」など）。
❷ ❶であげた状態によって，日常生活にどのような不自由が生じるかを話し合ってみましょう。
❸ ❷であげた不自由を軽減するために，どのような配慮が必要か話し合ってみましょう。

2 聴く：耳のフィジカルアセスメント

■音が「音」として認識される仕組み

音は空気の振動となって①〔　　　〕をふるわせ，3つの②〔　　　〕骨（ツチ骨，キヌタ骨，アブミ骨）で約20倍の大きさの振動に拡大されます。

この増幅された振動が③〔　　　〕で神経刺激に変換されます。

さらに④〔　　　〕神経がその神経刺激を脳に伝達してはじめて，音としての認識がなされます。

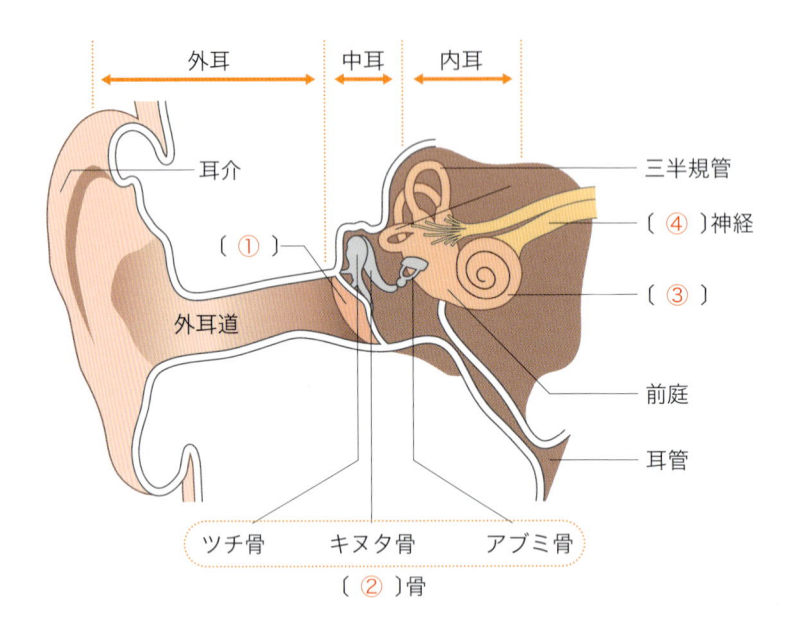

外耳　中耳　内耳

耳介
〔①〕
外耳道
三半規管
〔④〕神経
〔③〕
前庭
耳管
ツチ骨　キヌタ骨　アブミ骨
〔②〕骨

■聴力のスクリーニング

Question

患者さんから「聴こえにくい」などの訴えがあった時，あるいは聴こえが悪いように思われる時，どのような方法で日常生活に必要な聴力が保たれているかを確認しますか。

⑤〔　　　　　　　　　　　　　　　　　　　　　　　　　　　　　　　　〕

■音が聴こえない原因

音が聴こえない（聴こえにくい）場合，次にあげる可能性が考えられます。

- **伝音性難聴**：音が音のセンサーである⑥〔　　〕まで伝わりません。
- **感音性難聴**：音が〔　⑥　〕までは届いていても，それを音の刺激として感じられないか，〔　⑥　〕で発生した神経刺激を脳まで伝えられません。
- ⑦〔　　〕**性難聴**：上の2つの難聴を合併した障害による難聴

Question

次のA～Dの疾患(状態)の中から，伝音性難聴の原因となりうるものを2つ選びなさい。

A 中耳炎
B 抗菌薬などの薬物による副作用
C 耳垢詰まり
D 加齢による変化

伝音性難聴の原因となりうるのは，⑧〔　　〕と⑨〔　　〕です。

■伝音性/感音性難聴の鑑別

聴力低下が認められた場合に，治療が難しい⑩〔伝音/感音〕性難聴か，治療の可能性がある⑪〔伝音/感音〕性難聴かを確認することが大切です。

両者を鑑別する方法として，音叉を使ったリンネテストやウェーバーテストがあります。

【リンネテスト】

リンネテストでは，骨伝導と気伝導で聴こえている時間の長さを測ります。

骨伝導とは骨を介して音が伝わること，気伝導とは⑫〔　　〕を通して音が伝わることです。正常であれば，音は⑬〔　　〕伝導のほうが長く伝わります。

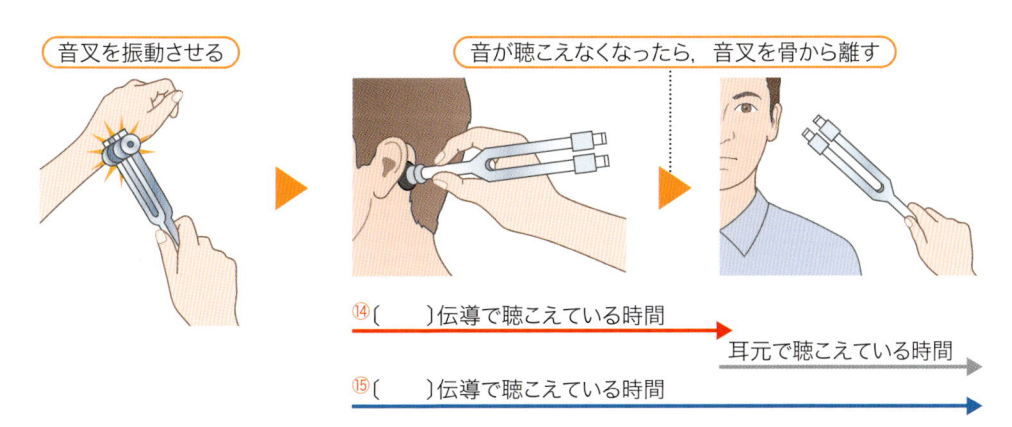

音叉を振動させる　　　音が聴こえなくなったら，音叉を骨から離す

⑭〔　　〕伝導で聴こえている時間
耳元で聴こえている時間
⑮〔　　〕伝導で聴こえている時間

Question

リンネテストで感音性難聴と判断できるのは，どのような場合でしょうか。A〜Cから正しいものを1つ，選びなさい。

A 骨伝導で聴こえる時間が短く，かつ音叉を耳元に近づけた時に，すでに気伝導によるものが聴こえない。

B 骨伝導で聴こえる時間が短く，かつ音叉を耳元に近づけた時に，当初は音が聴こえても，すぐにわからなくなってしまう。

C 骨伝導で聴こえた時間のほうが，気伝導で聴こえた時間よりも長い。

正しいのは，⑯〔　　　〕です。

【ウェーバーテスト】

ウェーバーテストは，片側の聴力低下がみられた場合に，どちらの耳に音叉の振動音が響くかを確認します。振動させた音叉を患者さんの頭頂部に置き，聴こえ方について本人に答えてもらいます。

⑰〔伝音／感音〕性難聴があると，気伝導によるノイズが伝わりにくいため，患側の耳のほうがむしろ大きく響きます。

⑱〔伝音／感音〕性難聴があると，気伝導・骨伝導ともに聴こえにくくなっているため，患側の音は小さくなり，健側でよく聞こえます。

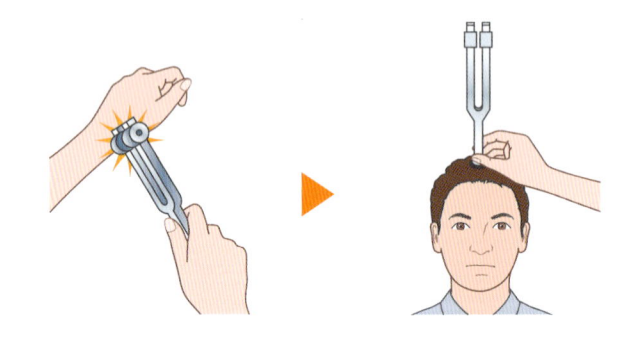

Question

片側の耳の聴覚が失われている場合，日常生活にどのような不自由があると考えられますか。また，その不自由を改善するためにナースとして配慮すべきことを考えなさい。

⑲〔
・考えられる不自由：

・配慮すべきこと：
〕

演習1

以下について，2人一組で，患者役・ナース役を決めて行いましょう。
収集した情報は主観的情報（S）と客観的情報（O）に分け，記録用紙（▶p.45）に記入します。

❶ 聴力のスクリーニングを行います。
❷ リンネテストを行います。患者役が自分自身の片方の耳を指で塞ぐか耳栓をすることで，伝音性難聴の状態を体験できます。
❸ ウェーバーテストを行います。患者役が自分自身の片方の耳を指で塞ぐか耳栓をすることで，伝音性難聴の状態を体験できます。

演習2

「聴こえない」という訴えについて考えてみましょう。

❶「聴こえない」から想定される状態をあげてみましょう（「片側だけ聴こえづらい」「高い/低い音が聴こえにくい」など）。
❷ ❶であげた状態によって，日常生活にどのような不自由が生じるかを話し合ってみましょう。
❸ ❷であげた不自由を軽減するために，どのような配慮が必要か話し合ってみましょう。

Chapter 6 運動系のフィジカルアセスメント

1 関節可動域をみる

■関節可動域とは

身体各部の動く範囲（可動域）を確認することで，運動能力の程度が予測できます。

身体各部の動きごとの可動域表示と測定法については，基準が定められています（関節可動域表示ならびに測定法：日本整形外科学会・日本リハビリテーション医学会作成）。

可動域は，①〔　　　〕軸から②〔　　　〕軸が最大どれくらいの角度動くかを示すものです。測定の際は，身体各部の基本的な動きができるか，極端な③〔　　　〕差がないかに重点をおいてアセスメントします。

■関節可動域のみかた
【運動方向の表現】

Question

運動方向の説明と対応する言葉を，下記から選んで空欄に入れなさい。

> 屈曲，伸展，外転，外旋，内旋

例 ⦿内転：身体の中心へ近づける動き
⦿④〔　　　〕：身体の内方向へ回転させる動き
⦿⑤〔　　　〕：関節をはさんだ部位同士を遠ざける動き
⦿⑥〔　　　〕：身体の中心から外へ離す動き
⦿⑦〔　　　〕：身体の外方向へ回転させる動き
⦿⑧〔　　　〕：関節をはさんだ部位同士を近づける動き

HINT

股関節の可動域表示を下に示します。

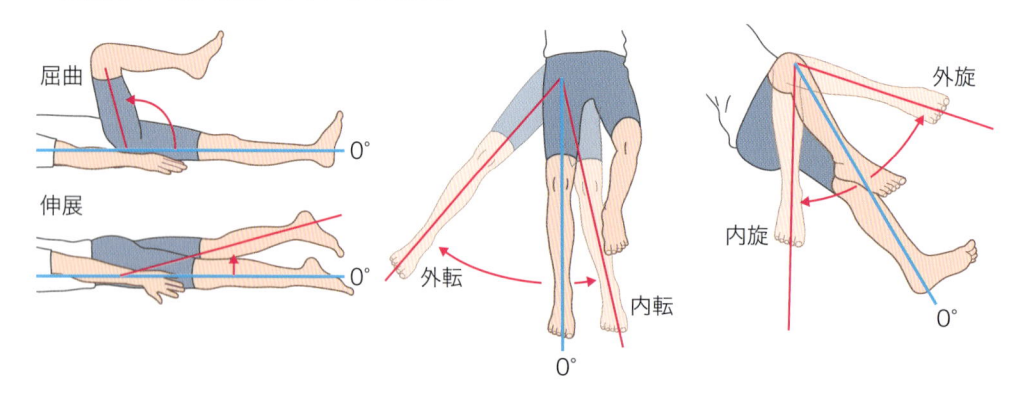

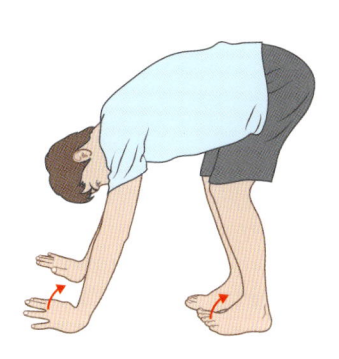

Question

下図は，肩関節の運動方向を示しています。

関節の運動方向を，下記から選んで下図の空欄に入れなさい。

> 内転，伸展，屈曲，内旋，外転，外旋

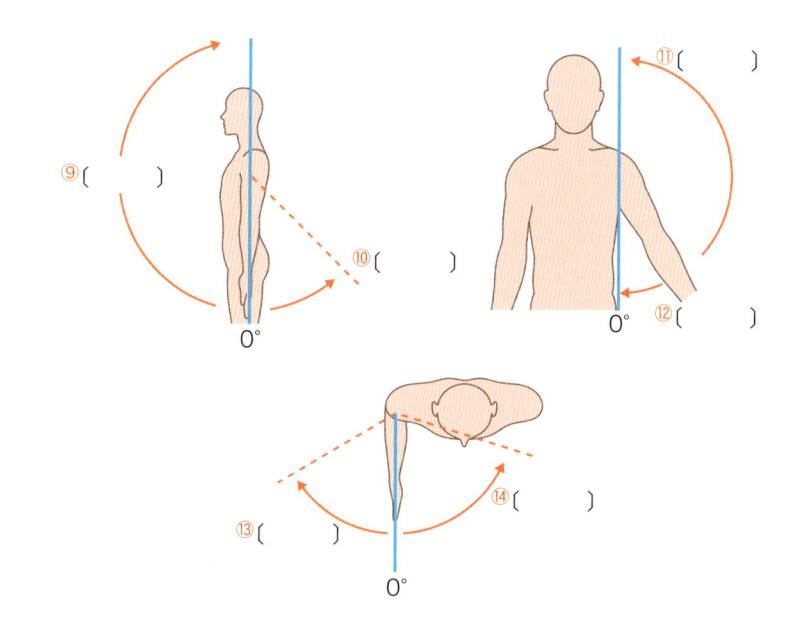

⑨（　　）　⑩（　　）　⑪（　　）　⑫（　　）　⑬（　　）　⑭（　　）

NOTE　間違いやすい，足関節の屈曲・伸展

　足関節の運動方向について考えてみましょう。足先（つま先）を引き上げる動きは，足関節の屈曲でしょうか，伸展でしょうか。感覚的には，足首を反らすように曲げているので「屈曲」と思いがちですが，これは「伸展」です。

　2足歩行のヒトは，手と足で通常の肢位が異なります。そのため混乱しやすいのですが，右図のように4足歩行の姿勢を考えてみると，わかりやすくなります。

　手関節は「伸展」しています。足関節の同様の動きも「伸展」となるのです。

　足関節については，伸展を「背屈」，屈曲を「底屈」と表現することもあります。

Question

脳血管障害の後遺症などによる痙性麻痺では，下図のような肢位がよくみられます。肩関節の例を参考に，各部位の名称と運動方向を図の空欄に入れなさい。

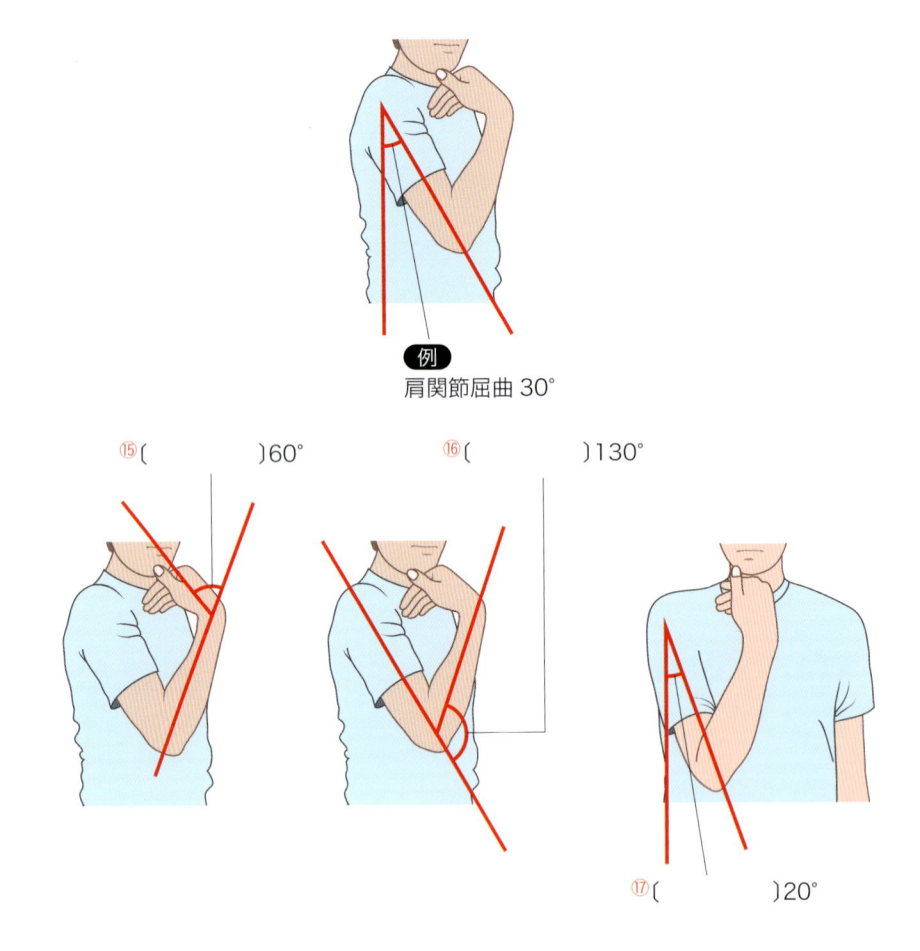

例
肩関節屈曲 30°

⑮（　　　　　）60°　⑯（　　　　　）130°

⑰（　　　　　）20°

【関節可動域の評価】

Question

両側の肩関節の伸展が0°に制限されている場合，日常生活でどのような動きが困難になると考えられますか。また，動きにくさの影響を少なくする方法について考えてみましょう。

⑱
・困難になる動き：

・動きにくさの影響を少なくする方法：

HINT

　肩関節の伸展が0°に制限されていると，腕を身体の後ろ側に持っていくことができないので，たとえば排泄後に自分でお尻を拭くのが難しくなります。この影響を少なくするには，温水洗浄便座の洗浄・乾燥機能を利用するなどの工夫が考えられます。

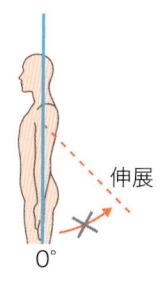

Question

　母指の掌側外転が0°に制限されている場合，日常生活でどのような動きが困難になると考えられますか。また，動きにくさの影響を少なくする方法について考えてみましょう。

⑲
- 困難になる動き：

- 動きにくさの影響を少なくする方法：

HINT

　母指関節の運動方向を確認し，患者さんの状態をイメージしてみましょう。

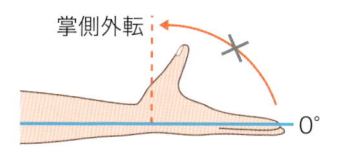

NOTE　母指が曲がらない状態を体験する

　母指の関節がすべて曲がらない状態を疑似体験してみましょう。手袋をはめる時，母指と示指を同じ穴に入れます。その状態で，着替えや，食事ができるでしょうか。

　患者さんにどのような不自由さがあるのか，実際に体験してみてはじめて，わかることがあるはずです。

2 筋力を測定する

■ MMT（徒手筋力測定）とは

　身体の各部位の筋力の状態を知るのに有効な方法が，MMT（徒手筋力測定）を用いた筋力の評価です。

　MMTは，骨格筋の筋力を0〜5の6段階の等級で評価します。

　評価のポイントは，その筋肉を使い，相当する部位を重力に打ち勝って持ち上げることができるかどうかで，その境目が等級2と3の間です。

　重力は，常に①〔　　　〕の中心に向かってかかっています。私たちが物を持った時に感じる②〔　　　〕は，重力から生じています。

　つまり，「重力に打ち勝って身体を動かせる」ということは，〔　①　〕の中心に向かう力に逆らった方向に筋肉を動かすことができるということです。

▼筋力の分類に関する基準とその記録法（MMT）

機能段階	表示法	等級
筋収縮なし	Zero（0）	0
わずかに筋収縮はあるが，関節の動きはみられない	Trace（T）	1
重力を除けば全可動域動く	Poor（P）	2
重力に打ち勝って完全に動く	Fair（F）	3
いくらか抵抗を加えても，なお重力に打ち勝って完全に動く	Good（G）	4
強い抵抗を加えても，なお重力に打ち勝って完全に動く	Normal（N）	5

← ここが評価の境目

Question

　私たちが日常行う動きで「重力に打ち勝った動き」を2つ，あげなさい。

　例　椅子に座ったままで膝を伸ばす（膝関節の伸展）

③〔　　　　　　　　　　　　　　　　　　　　　　　　　　〕

④〔　　　　　　　　　　　　　　　　　　　　　　　　　　〕

■ MMTを用いた筋力測定

【膝関節の伸展】

膝関節の伸展を例としてあげます。

❶ 座って足を下ろした状態で，膝から下を伸ばすことができれば，重力に逆らった動きができることがわかります。

つまり，MMT⑤〔　　　〕以上と評価できます。

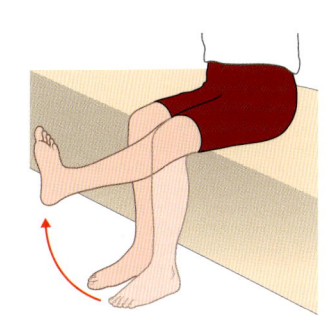

❷ MMT〔 ⑤ 〕以上であれば，検者が脛を上方向から押し，抵抗を加えます。
- 強い抵抗を加えても，脛を上げた状態を維持できる→MMT⑥〔　　　〕
- 少し力を加えても，脛を上げた状態を維持できる→MMT⑦〔　　　〕
- 抵抗を加えるとまったく脛を上げられない→MMT⑧〔　　　〕

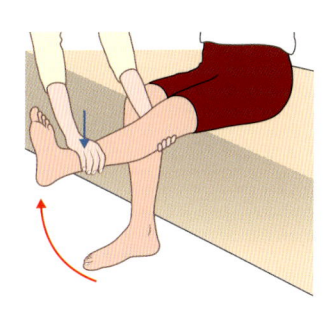

❸ ❶で重力に逆らった動きができなければ，側臥位で膝から先を伸ばしてもらいます。
- 伸ばすことができる→MMT⑨〔　　　〕
- 筋収縮は認められるが動かせない→MMT⑩〔　　　〕
- まったく筋収縮がみられない→MMT⑪〔　　　〕

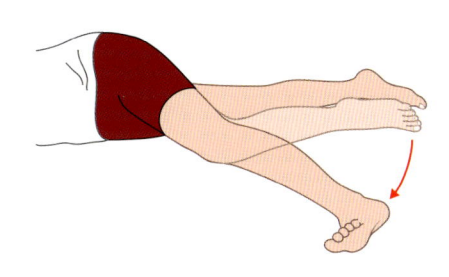

【肘関節の屈曲】

Question

肘関節の屈曲をMMTで測定する方法を考えてみましょう。

最初に，手掌を上に向けた状態で上腕を水平方向に突き出し，肘を曲げられるかどうかをみます。この動きが可能ならば，MMT3以上と判断できます。

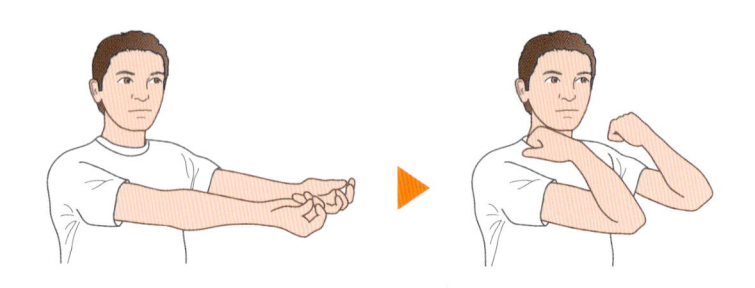

その状態で，検者が肘を伸ばそうとして引っ張った時に肘がすぐに伸びてしまうようであれば，MMT3です。

MMT4以上を測定するためには，どのような方法をとりますか。

測定方法と，その評価について説明しなさい。

⑫ [　　　　　　　　　　　　　　　　　　　　　　　　　　　　　　　　　　]

> **NOTE　MMTの記録の仕方**
>
> 「上肢MMT2」「左下肢MMT2」などの記録を見たことがあります。このような記録は情報として使えません。「上肢MMT2」だけでは，上肢のどこに問題があるかがわからないからです。前腕を上げることができないのか，肘を伸ばすことができないのか，あるいは手首を曲げることが難しいのか，そこを省略してしまうと，せっかく得た情報がまったく意味のないものになってしまいます。記録する際には，どの部位を測定したのかを明確に示しましょう。
>
> また，MMTの測定は，どこか1か所だけ，あるいは1方向だけを測定してもあまり意味はありません。特に最初の段階では，少なくとも遠位と近位，その中間は測定しましょう。たとえば上肢の筋力をみるのであれば，手と上腕，肘の，それぞれの屈曲と伸展の筋力を測定します。時間がなければ，その後は筋力の低下が特に気になる部分の経過を重点的に観察していけばよいのです。

【MMTの評価】

Question

　足関節の伸展（背屈）がMMT2以下の場合，日常生活でどのような動きが困難になると考えられますか。また，動きにくさの影響を少なくする方法を考えてみましょう。

⑬
- 困難になる動き：

- 動きにくさの影響を少なくする方法：

HINT

　「足関節の伸展でMMT3以上である」とは，踵（かかと）を地面に付けたまま足先を上げることができる状態です。この動きができないと，日常生活でどのような動作がしにくくなるか，イメージしてみましょう。

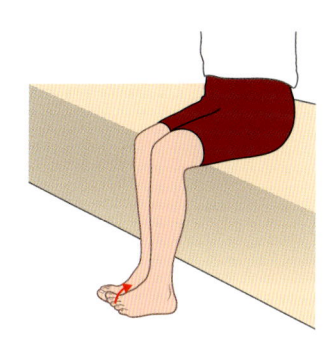

Question

　手関節の伸展がMMT2以下の場合，日常生活でどのような動きが困難になると考えられますか。また，動きにくさの影響を少なくする方法を考えてみましょう。

⑭
- 困難になる動き：

- 動きにくさの影響を少なくする方法：

HINT （▶次のページへ）

HINT

「手関節の伸展でMMT3以上である」とは，手掌を下に向けた状態で上腕を水平方向に突き出し，手の甲を持ち上げることができる状態です。この動きができないと，日常生活でどのような動作がしにくくなるか，イメージしてみましょう。

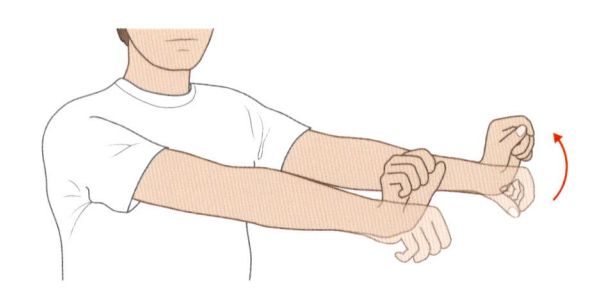

NOTE 箸よりスプーンのほうが簡単？

　麻痺などがある患者さんで食べ物を口に運ぶのが難しい場合，使いやすいのは箸でしょうか，スプーンでしょうか。スプーンのほうが一見，簡単に使えそうですが，その患者さんの関節可動域や筋力によっては，箸のほうが食べやすい場合も少なくありません。

　スプーンで食べる場面を想像してみましょう。すくった食べ物をこぼさないように口元に運ぶ時には，肘関節を屈曲して手に持ったスプーンを水平にしたまま口元まで持っていきます。そのためには，肘から先の前腕を引き寄せる筋力が必要です。

　一方，箸の場合は，前腕を回外・回内して箸を口元に向けるだけの力で済みます。単純に「食べにくそうだからスプーン」ではなく，その患者さんが「何ができて，何ができないのか」を見きわめた上での対応が必要です。

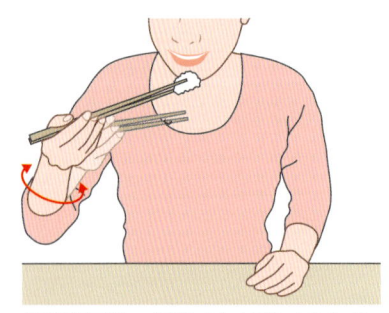

前腕を回外・回内すれば食べられる　　前腕を引き寄せる力が必要

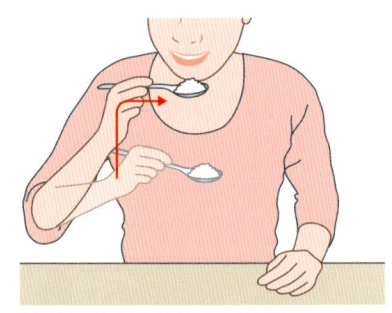

> **演習**

以下について，2人一組で，患者役・ナース役を決めて行いましょう。
　収集した情報は主観的情報（S）と客観的情報（O）に分け，記録用紙（▶p.45）に記入します。

❶ 関節の状態を視診・触診します。痛みがある部位を確認し，痛みのある関節はやさしく触り，ゆっくり動かすようにします。

　腫脹／発赤／熱感／圧痛／動かす時の音／変形の有無

❷ 関節可動域をみます。ナース役はアセスメントする関節の動かし方を，相手が理解しやすいように言葉と自らの動きによって説明します。患者役に自分で関節を動かしてもらい，その範囲を視診します。関節可動域との比較だけでなく，左右差の有無もみます。

　肩関節／肘関節／前腕／手関節／膝関節／足関節

❸ バレーテストを行います。ナース役は患者役に，手掌を上に向けて肘を伸ばしたままの上肢を水平位に保ち続けるように指示します。そのまま両目を閉じてもらい，20秒ほど手の回内の有無，上腕の落下の有無を観察します。上肢の筋力低下が疑われる時は，手は回内しつつ落下します（バレー徴候陽性）。

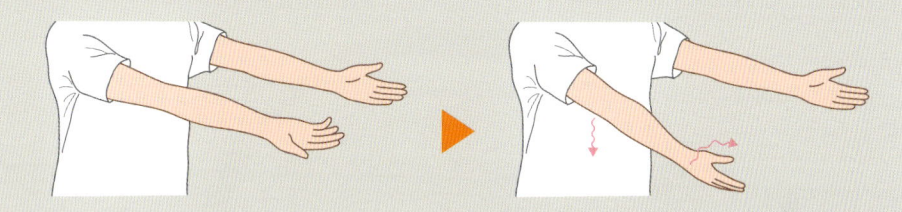

❹ MMTを用いて筋力をみます。ナース役は，患者役が自分で重力に抗して動かせるか，ナース役の力に十分に抵抗してその動きができるかを検査します。重力に抗して動かせないならば，重力負荷のかからない面での動きを観察します。重力負荷を除いても動かせなければ，筋収縮がみられるかを観察します。

　僧帽筋／三角筋／上腕二頭筋／上腕三頭筋／腸腰筋／大腿四頭筋／膝屈筋群

❺ 歩行の様子を視診します。患者役に歩行してもらい，その状態を観察します。

　歩幅／速さ／身体運動の対称性・円滑さ／腕の振り，体幹の動き，足関節と膝関節の動き／回れ右・継ぎ足歩行ができるか

Chapter 7 中枢神経系のフィジカルアセスメント

1 意識状態を測る

■中枢神経系とは

中枢神経系とは，脳と①〔　　　〕からなり，情報を判断する機能をもちます。

中でも②〔　　　〕は呼吸や循環などの制御を担っている，生命維持に関わる部分です。

③〔　　　〕神経系とは，中枢神経系である脳と〔　①　〕から外に向かって延びた，あるいは外から中枢神経系へと向かっている神経線維の部分であり，情報の伝達のみを行います。

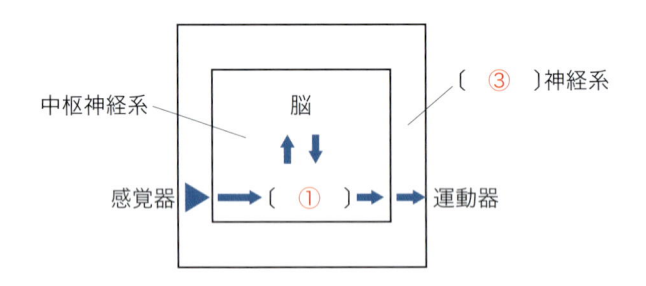

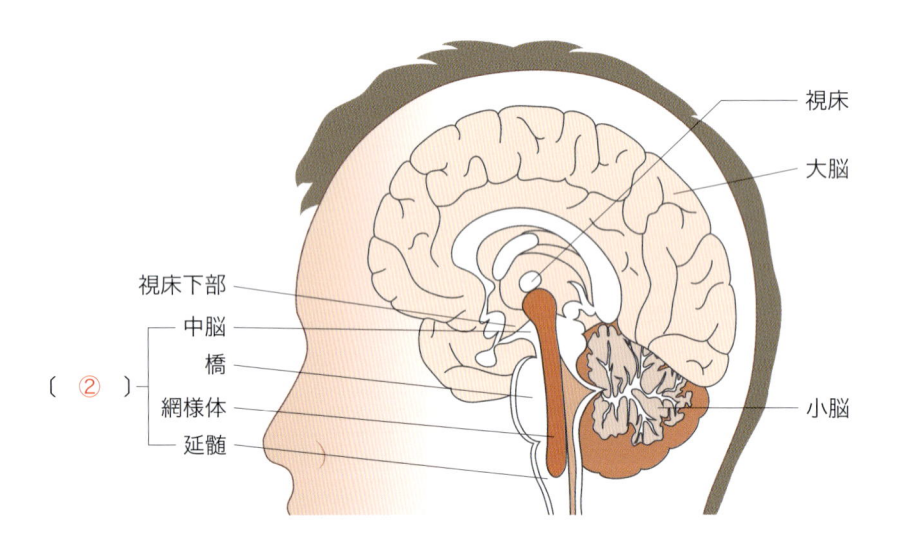

中枢神経系　脳　〔　③　〕神経系

感覚器　→　〔　①　〕　→　運動器

視床
大脳
視床下部
中脳
橋
〔　②　〕
網様体
延髄
小脳

■意識，意識障害とは

「意識がある」とは，④〔　　　〕していて，様々な刺激に対して的確に反応しうる状態を指します。

意識障害とは，外界から，あるいは自分の体内に生じた刺激に対して反応できない状態を指します。

■意識障害の程度を評価する

意識障害の程度は，一定の基準で客観的に評価します。

意識レベルの客観的評価には，ジャパン・コーマ・スケール（JCS）や，グラスゴー・コーマ・スケール（GCS）などが用いられます。

JCSは，覚醒の度合いに重点を置いた指標で，数字が大きいほど⑤〔重/軽〕症です。

GCSは，開眼，言語による反応，運動による反応で評価し，数字が大きいほど⑥〔重/軽〕症です。

▼ジャパン・コーマ・スケール（3-3-9度方式）（Japan Coma Scale：JCS）

Ⅲ．刺激しても覚醒しない		Ⅱ．刺激すると覚醒する*		Ⅰ．覚醒している	
300	まったく動かない	30	痛み刺激でかろうじて開眼する	3	名前，生年月日が言えない
200	手足を少し動かしたり顔をしかめる（除脳硬直を含む）	20	大きな声または体を揺さぶることにより，開眼する	2	見当識障害あり
100	はらいのける動作をする	10	普通の呼びかけで容易に開眼する	1	清明とはいえない

*覚醒後の意識内容は考慮しない
R：不穏，I：糞尿失禁，a：自発性喪失を別に表示する（例：30-R，3-I，3-a）

▼グラスゴー・コーマ・スケール（Glasgow Coma Scale：GCS）

開眼（eye opening：E）		言語反応（verbal response：V）		運動反応（best motor response：M）	
自発的に開眼する	4	見当識の保たれた会話	5	命令に従う	6
呼びかけで開眼する	3	会話に混乱がある	4	合目的的な運動	5
痛み刺激を与えると開眼する	2	混乱した発語のみ	3	逃避反応としての運動	4
開眼しない	1	理解不能の音声のみ	2	異常な屈曲運動（除皮質硬直）	3
—		なし	1	伸展反応（除脳硬直）	2
—		—		まったく動かない	1

注）開眼，言語，運動の各項の反応の合計をコーマ・スケールとし，深昏睡3点，正常者では15点となる。一般に8点以下を重症例として扱うことが多い。

Question

意識障害をきたしていると思われる患者さんがいます。時々，声を発しますが，理解のできない内容です。痛み刺激を与えても開眼しませんが，刺激部位に手を持っていきます。
この患者さんの意識レベルを，JCS，GCSで評価しなさい。

・JCSによる評価⑦〔　　　　　　　　　　　　　　　　　　　　　　〕
・GCSによる評価⑧〔　　　　　　　　　　　　　　　　　　　　　　〕

Question

意識状態の評価を目的に患者さんに与える痛み刺激について，正しいものに○，誤っているものに×をA～Cの空欄に入れなさい。

A 痛み刺激は，感覚の鋭敏な部分，つまり手や足の指先などに与える。⑨〔　　　〕
B 爪の付け根を強く圧迫しても反応がない場合は，眼窩の上縁など，末梢神経障害が起こりにくい別の箇所を刺激してみる。⑩〔　　　〕
C 痛み刺激を与える際には，患者さんの負担にならないよう強く圧迫しないようにする。⑪〔　　　〕

NOTE　左右差があったら，まず外科系を考える

　意識障害の患者さんをみるのは，脳外科というイメージがあるかもしれません。しかし，実際に脳外科がメインになるような意識障害というのは，それほど多くはありません。ほとんどの意識障害は全身性のもの，たとえば中毒や電解質異常，高血糖や低血糖によるものであり，神経内科のような内科系がメインになります。

　脳外科でみるような意識障害であれば，症状に何らかの左右差があることが少なくありません。脳幹の出血や脳梗塞では，麻痺などの神経症状が身体の片側に出るなどの左右差が認められます。一方で，ホルモンや電解質の問題による場合は，左右差は生じません。

　左右差がなくても外科系の処置が必要な場合はもちろんあります。でも，左右差があったら外科系につなぐほうが多いと考えて間違いはありません。意識障害の時に左右差に注目するのは，とても大事なセンスなのです。

■呼吸パターンを確認する

呼吸のリズムは⑫〔　　　〕で作られます。

〔　⑫　〕に障害が及んでいる場合は，適切な呼吸のリズムが作られなくなるので，自発呼吸パターンに異常が認められます（中枢性呼吸障害）。

自発呼吸パターンの異常は障害部位によって異なるため，このパターンを観察することで，〔　⑫　〕のどの部位に障害が及んでいるかを推定できます。

Question

中枢性呼吸障害の呼吸パターンについて，当てはまる言葉を下記から選んで入れなさい。

> 失調性，ビオー，チェーン・ストークス，中枢神経性過

❶ 正常の呼吸：呼気と吸気のリズムは一定です。
❷ ⑬〔　　　　　　〕呼吸：間脳レベルで障害があると，過呼吸と無呼吸の時間が交互に周期的に訪れます。「ハアハアハア」と何回か呼吸し，ちょっと止まってまた「ハアハアハア」となります。
❸ ⑭〔　　　　　　〕呼吸：中脳レベルに障害があると，立て続けに休みなく呼吸をします。吸って吐いて，の後の休みがまったくなくなります。
❹ 持続性吸気（無呼吸性呼吸）：障害部位が脊髄に近い橋に及ぶと，「が――っ」と強迫的に息を吸い続けるようなパターンとなります。
❺ ⑮〔　　　　　　〕呼吸（群発呼吸）：❹の状態の後，不規則に呼吸の大きさや呼吸数が変調します。
❻ ⑯〔　　　　　　〕呼吸：延髄にまで障害が及ぶと，呼吸のリズムを作れなくなります。患者さんは呼吸停止の危機にあります。

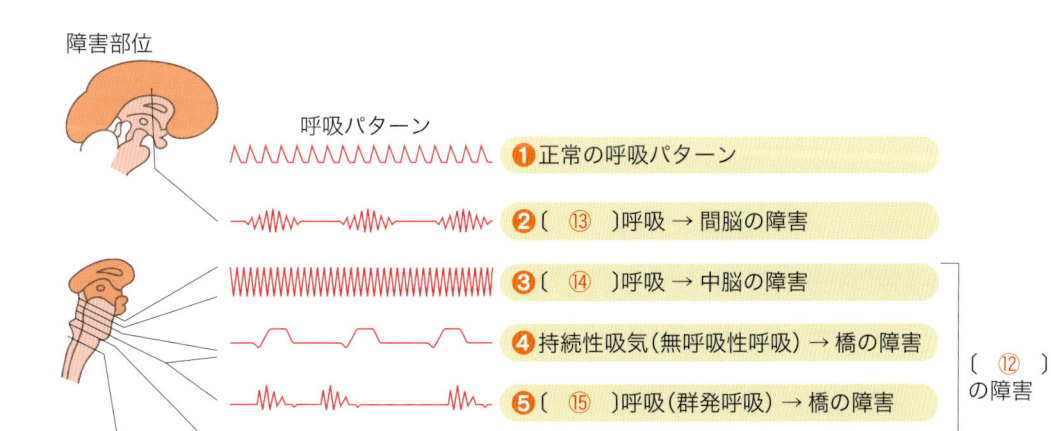

障害部位　　　呼吸パターン
❶ 正常の呼吸パターン
❷〔　⑬　〕呼吸 → 間脳の障害
❸〔　⑭　〕呼吸 → 中脳の障害
❹ 持続性吸気（無呼吸性呼吸）→ 橋の障害
❺〔　⑮　〕呼吸（群発呼吸）→ 橋の障害
❻〔　⑯　〕呼吸，呼吸停止 → 延髄の障害

〔　⑫　〕の障害

Question

意識障害の程度を測るのに，心拍ではなく呼吸の状態をみるのはなぜでしょうか。
その理由について，A～Cから正しいものを1つ，選びなさい。

A 呼吸のリズムと異なり，心拍のリズムは中枢神経に制御されていないから。
B 呼吸器単体で呼吸のリズムを作ることはできないが，心臓は単体でも動くことができるから。
C 心拍のリズムも，呼吸のリズムと同様に意識障害の程度を反映するが，その変化を測定するのが難しいから。

正しいのは，⑰〔　　〕です。

■瞳孔および対光反射を確認する

瞳孔にペンライトなどで光を入れると，正常では瞳孔が⑱〔縮小/拡大〕します。これは，対光反射と呼ばれる「反射」です。

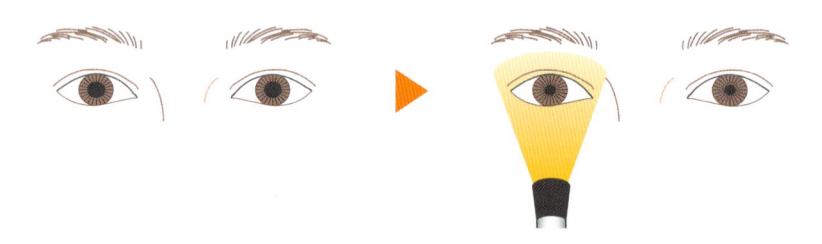

反射は，いわゆる「考える」プロセスを経ていないために，⑲〔　　〕による高次脳機能には依存しません。⑳〔　　〕レベルが低下していても，反応が認められうるのが反射です。㉑〔　　〕に大きな障害が及んでいれば，対光反射は消失します。

対光反射に1mm以上の左右差がある場合は，〔㉑〕ではなく，㉒〔　　〕神経（主に動眼神経）に何らかの問題があります。

> **NOTE　瞳孔の左右不同は緊急事態**
>
> 対光反射は，左右同じように起こるのが正常です。瞳孔の大きさに左右差があったら，瞳孔が大きい側に異常があると考えます。大きい側，つまり縮瞳が足りない側の動眼神経麻痺が考えられるからです。これは脳ヘルニアが進行し，動眼神経が圧迫されている緊急事態です。すぐに外科的な処置が必要です。このような場面では，ペンライトや定規を新たに探している時間はありませんし，その必要もありません。
>
> 瞳孔径の左右差の有無は，肉眼で識別できます。また，あえてペンライトで光を入れなくても，観察できる程度の明るさはあるはずなので，瞳孔径の左右差の有無は十分に判断できます。

■意識障害時に特異的な肢位

意識障害時に筋トーヌスが㉓〔亢進／低下〕し，下図のような特異的な肢位をとっていたら，緊急事態です。

- ㉔〔除皮質／除脳〕硬直肢位：大脳から㉕〔　　　〕脳の障害を示唆します（図A）。
- ㉖〔除皮質／除脳〕硬直肢位：障害が㉗〔　　　〕脳から中脳に及んでいる可能性を示唆します（図B）。

図A

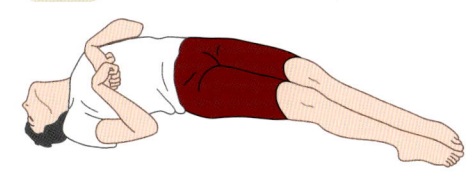

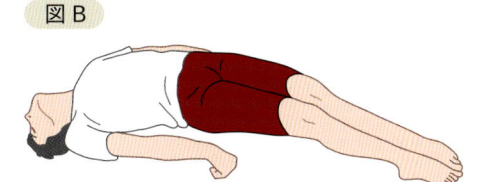

図B

NOTE　呼気臭の変化から推測できること

意識障害がある時の呼吸のアセスメントとして，呼吸パターンだけでなく，呼気臭の変化をみることでも状態を推測できます。意識障害時に特有な呼気臭がある場合には，大脳や脳幹における器質的な障害によるものではなく，二次性障害であることが推測されます。

アセトン臭からは糖尿病性昏睡，アンモニア臭からは肝性昏睡，アルコール臭からは急性アルコール中毒などの原因が考えられます。

演習

以下について，2人一組で，患者役・ナース役を決めて行いましょう。

収集した情報は主観的情報（S）と客観的情報（O）に分け，記録用紙（▶p.45）に記入します。

❶ 薄暗い環境で，瞳孔を観察します。

　大きさ／形／左右対称性など

❷ 直接対光反射をみます。ペンライトの光を視野の外から敏速に視野に入れながら，瞳孔の収縮の有無をみます。

　縮瞳はみられるか／散瞳はみられないか

❸ 間接対光反射をみます。❷と同様に光を入れ，光を入れた側とは反対側の瞳孔が縮瞳するかをみます。

　縮瞳はみられるか／散瞳はみられないか

2 高次脳機能を評価する

■高次脳機能とは

高次脳機能とは，外界の刺激を一旦概念化し，それに基づいてアウトプットを形成する機能です。つまり，言葉を音としてではなく言葉として捉え，言葉を使って答えるなどの，いわゆる「考える」機能です。この機能は，脳の中でも主に①〔　　　〕が担っています。

一方，瞳孔に光を当てると縮瞳したり，咽頭後壁を刺激すると咽頭筋が収縮するなどの反射は，考えなくても自動的に起こるもので，脳の中の②〔　　　〕を介して起こります。

高次脳機能は③〔　　　〕レベルが保たれていないと維持されませんが，反射は〔　③　〕レベルが低下していても，維持されうるものです。

■認知症のアセスメント

高次脳機能障害のスクリーニング方法の代表例として，「改訂 長谷川式簡易知能評価スケール」があげられます。このスケールは，認知症の有無や程度の評価によく使われます。

▼改訂 長谷川式簡易知能評価スケール（HDS-R）

	質問内容		得点
1	お歳はいくつですか？（2年までの誤差は正解）		0　1
2	今日は何年の何月何日ですか？何曜日ですか？（年，月，日，曜日が正解でそれぞれ1点ずつ）	年 月 日 曜	0　1 0　1 0　1 0　1
3	私たちがいまいるところはどこですか？（自発的にでれば2点，5秒おいて，家ですか？ 病院ですか？ 施設ですか？ のなかから正しく選択すれば1点）		0　1　2
4	これから言う3つの言葉を言ってみてください。あとでまた聞きますのでよく覚えておいてください。（以下の系列のいずれか1つで，採用した系列に○印をつけておく） 1：a）桜　b）猫　c）電車　2：a）梅　b）犬　c）自動車		0　1 0　1 0　1
5	100から7を順番に引いてください。（100-7は？ それからまた7を引くと？と質問する。最初の答えが不正解の場合，打ち切る）	（93） （86）	0　1 0　1
6	私がこれから言う数字を逆から言ってください。（6-8-2，3-5-2-9を逆に言ってもらう，3桁逆唱に失敗したら，打ち切る）	2-8-6 9-2-5-3	0　1 0　1
7	先ほど覚えてもらった言葉をもう一度言ってみてください。（自発的に回答があれば各2点，もし回答がない場合，以下のヒントを与え正解であれば1点） a）植物　b）動物　c）乗り物		a：0　1　2 b：0　1　2 c：0　1　2
8	これから5つの品物を見せます。それを隠しますのでなにがあったか言ってください。 （時計，鍵，タバコ，ペン，硬貨など，必ず相互に無関係なもの）		0　1　2 3　4　5
9	知っている野菜の名前をできるだけ多く言ってください。（答えた野菜の名前を右欄に記入する。途中で詰まり，約10秒間待っても答えない場合にはそこで打ち切る） 0〜5=0点，6=1点，7=2点，8=3点，9=4点，10=5点		0　1　2 3　4　5
		合計得点	（最高点30点）

非認知症（非痴呆）　24.27 ± 3.91 点　　やや高度　　10.73 ± 5.40
軽度　　　　　　　19.10 ± 5.04　　　非常に高度　 4.04 ± 2.62
中等度　　　　　　15.43 ± 3.68
カットオフポイント 20/21（20点以下は認知症の疑い）

（加藤伸司，長谷川和夫ほか：改訂 長谷川式簡易知能評価スケール（HDS-R）の作成，老年精神医学雑誌，2(11)：1339-47，1991より引用）

Question

認知症を疑われる患者さんに「改訂 長谷川式簡易知能評価スケール」を用いる場合，次にあげる質問をする際には，どのような観点でアセスメントをしますか。

A「私がこれから言う数字を逆から言ってください」

例「6-8-2」の逆を「ニ-チハ-クロ」と言わずに「ニ-ハチ-ロク」と言えるかによって，数字を言葉の単位として扱えるかという観点も含めてみる。

B「これから5つの品物を見せます。それを隠しますので，何があったか言ってください」
④〔　　　　　　　　　　　　　　　　　　　　　　　　　　　　　　　〕

HINT

質問に対する受け答えから，認知症の有無や程度だけでなく，認知症の傾向を推測する観点について考えてみましょう。

■失語のアセスメント

高次脳機能障害としてよくみられる症状に，失語があげられます。

失語は，頭の中で発語内容の構成ができない状態です。

失語以外で言葉が出ない，うまく話せない原因としては，舌や口蓋などの発語器官の障害である⑤〔　　　〕障害も考えられます。

〔　⑤　〕障害の場合，障害部位や原因を特定することは比較的容易です。

失語を詳細に分類・診断したり，その原因を特定することは困難です。

そのため，便宜的に失語の有無と程度をスクリーニング的にアセスメントします。実践的な評価としては，次にあげる失語パターンの有無がポイントとなります。

⦿⑥〔**感覚／運動**〕**性失語（ウェルニッケ失語）**：言語理解の障害が著しいのが特徴です。自分で話している言葉の意味をも理解できず，様々な単語を無意味に並べ，饒舌になります。

⦿⑦〔**感覚／運動**〕**性失語（ブローカ失語）**：言語や文字の理解は比較的良好ですが，発語が困難になり，重度になるとまったく話をしなくなります。

⦿**全失語**：上記2つの失語を合併したもの。「聞く，話す，読む，書く」のすべてが困難になります。

Question

A, Bの2人の患者さんに時計を見せて,「これは何ですか」と尋ねると,次のような反応が返ってきました。それぞれ考えられる失語パターンを答えなさい。

A しっかりとした口調で「それではします,元気は」と答えました。
→ ⑧〔　　　〕性失語の可能性があります。

B 困惑した表情で,「…ンン」と少しだけ声を出したようでした。
→ ⑨〔　　　〕性失語の可能性があります。

Question

右利きの人が脳血管障害などにより片麻痺となった場合,失語を合併しやすいのは,左片麻痺と右片麻痺,どちらでしょうか。その理由も合わせて答えなさい。

失語を合併しやすいのは,⑩〔左／右〕片麻痺です。

⑪〔 理由：

　
　
　
　
　
〕

HINT

脳の言語中枢のある側（優位大脳半球）が障害されると,失語が起こります。

NOTE　「青信号」という概念

　交差点にある「進め」の信号は何色でしょうか。言葉では「青信号」と言いますが,実際には緑色に近いですね。しかし,私たちは,それを「青信号」として扱っています。
　これは,1つの「概念化」です。緑色に見える信号であったとしても,「青信号」という言葉を使うことによって,「交差点で青信号が出ていたら進んでよい」という思考をしているのです。つまり,人間は言葉というラベルを用いて概念を操作することで,「考える」ことができるのです。

演習

「改訂 長谷川式簡易知能評価スケール」（▶p.106）を用いて，高次脳機能障害のアセスメントを行います。

① 2人一組で患者役・ナース役を決めます。
② ナース役は患者役と対面し，アセスメントを行います。患者役は，必ずしも事実（正解）を答える必要はありません。
③ ナース役はアセスメントの評価を記録します。
④ 患者さんは，これらの質問をされてどのように感じると思いますか。考えてみましょう。

解答・解説

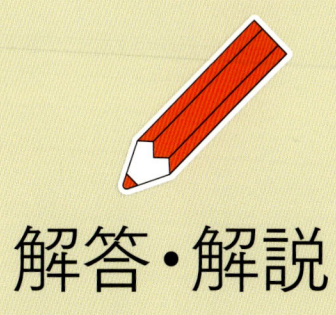

Part 1 フィジカルアセスメントに必要な基礎知識

Chapter 1 人体の部位の名称と表現

1 人体の部位の名称
(p.2〜3)

■ 部位の名称
① 頸
② 腹

■ 各部の名称
③ 肩峰（けんぽう）
④ 殿（臀）部（でんぶ）
⑤ 手指（しゅし）
⑥ 足趾（そくし）
⑦ 足背（そくはい）
⑧ 足趾（そくし）
⑨ 内果（ないか）
⑩ 外果（がいか）
⑪ 膝窩（しっか）
⑫ 手指（しゅし）
⑬ 手掌（しゅしょう）
⑭ 前腕（ぜんわん）
⑮ 肘頭（ちゅうとう）
⑯ 上腕（じょうわん）
⑰ 手根（しゅこん）
⑱ 肘窩（ちゅうか）
⑲ 小（しょう）
⑳ 中（ちゅう）
㉑ 示（じ）
㉒ 母（ぼ）
㉓ 遠位（えんい）
㉔ 近位（きんい）
㉕ 中手（ちゅうしゅ）

2 身体の方向と位置，姿勢の表し方
(p.4〜8)

■ 方向を示す表現（身体全体）
① 頭（とう）
② 尾（び）
③ 左（ひだり/さ）
④ 右（みぎ/う）
⑤ 腹（ふく）
⑥ 背（はい）
⑦ 外（がい）
⑧ 内（ない）
⑨ 水平（すいへい）
⑩ 矢状（しじょう）
⑪ 前額（ぜんがく）
⑫ 左右（さゆう）
⑬ 内（ない）
⑭ 外（がい）

■ 方向を示す表現（身体の部分）
⑮ 近（きん）
⑯ 遠（えん）
⑰ 尺（しゃく）
⑱ 橈（とう）
⑲ 橈骨（とうこつ）
⑳ 尺骨（しゃっこつ）

■ 姿勢（体位）を示す表現
㉑ 立
㉒ 座
㉓ 端座
㉔ 長座
㉕ 臥
㉖ 仰臥
㉗ 腹臥
㉘ 側臥
㉙ 右側臥
㉚ 左側臥
㉛ ファウラー
㉜ 横隔膜
㉝ セミファウラー
㉞ ショック

NOTE 上下と前後の「正中」は特定できない

　水平面，矢状面，前額面は，1つの面だけを示すものではありません。水平面であれば足先から頭のてっぺんまで，地面と平行の面で無数に断面があります。

　矢状面，前額面も同様です。身体を縦と横に切る方向の面は無数にあります。

　この無数にある面のうち，身体の左右を分ける矢状面の真ん中だけが「正中面」と特定されます。上下と前後の「正中」は特定できません。なぜなら，人間の身体は，左右はほぼ対称ですが，前後，上下は対称ではないからです。

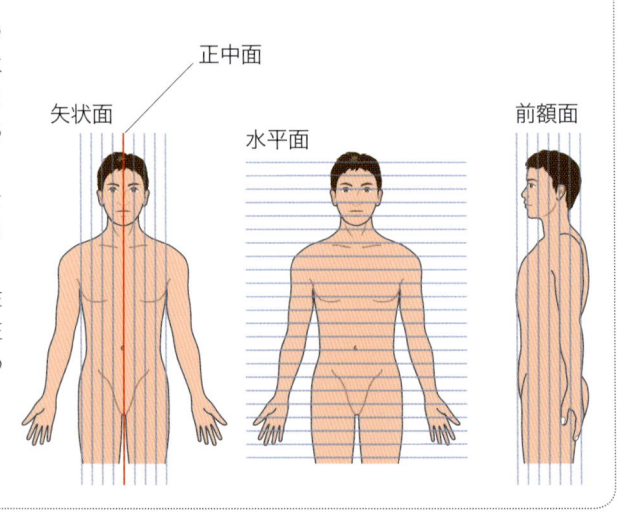

矢状面　正中面　水平面　前額面

Chapter 2 フィジカルアセスメントに共通する技術

1 問診
(p.9〜10)

① 視　　② 触　　③ 打
④ 聴　　⑤ 視　　⑥ 聴
⑦ 触　　⑧ 打

【解説】
　アセスメントの順序は，「負担の少ないものから始めて，器具を使うものは後に」行うのが原則なので，通常は「問診→視診→触診→打診→聴診」となります。
　しかし腹部の場合は，打診や触診で不自然に腸蠕動を誘発してしまう前に聴診をするために「問診→視診→聴診の後に打診や触診を行います。

■ 問診の観点
⑨ 緩和　　⑩ 随伴

■ 症状と徴候の違い
⑪ 症候　　　　　　⑫ 主観
⑬ S（subjective）　⑭ 客観
⑮ O（objective）　⑯ 症状
⑰ 徴候
⑱（症状）a，c，d，h，i
⑲（徴候）b，e，f，g

2 視診
(p.11)

■ 視診の観点
① 意識　　② 精神　　③ 発育
④ 姿勢　　⑤ 活動
⑥〜⑧【解答例】
・皮膚に色素沈着や傷がないか。
・頭部にこぶがないか。
・部分的な脱毛はないか。

3 触診
(p.12)

■ 触診に用いる部位
① B　　② A　　③ C

■ 触診の表現
④ 可動　　⑤ 自発　　⑥ 圧

4 打診
(p.13〜14)

■ 打診を使う場面
① 心　　　　② 肝
※①と②は順不同

■ 打診の方法
③ A

【解説】
　打診の際は手首のスナップを利かせ，叩いたらすぐに離します。ゆっくり叩くと音は響きません。叩くことよりも，素早く指を離すことを意識して行いましょう。前腕の動きは必要ありません。

■ 打診音の表現
④ 共鳴　　⑤ 鼓
⑥ 濁

5 聴診
(p.15〜16)

■ 聴診器の使い方
① チェスト　　② 膜
③ ベル　　　　④ ベル
⑤ 膜　　　　　⑥ A

【解説】
　イヤーピースの役目は，余計な音を耳に入れないことです。Bの向きだと，すき間ができて周囲の音が入ってしまいます。

■ 聴診のポイント
⑦ 呼吸　　　　　　⑧ 膜
⑨ ベル　　　　　　⑩ 膜型
⑪ 膜型とベル型　　⑫ ベル型

【解説】
　呼吸音は高めの音なので膜型で，心音はⅠ音，Ⅱ音などの高い音と，Ⅲ音，Ⅳ音などの低い音があるため，両方の面を使います。血管雑音は低い音なのでベル型が適しています。なお，血圧測定で聴取するコロトコフ音も血管雑音なので，音域として適しているのはベル型です。しかし，ベル型と膜型で血圧測定値に有意差がないため，扱いやすい膜型を使用します。

Part 2 身体機能別のフィジカルアセスメント

Chapter 1 呼吸系と循環系のフィジカルアセスメント

1 胸部の「場所」の表し方
（p.18〜23）

■ 水平・垂直方向から場所を特定する
① 骨格
② 肋間
③ 正中（胸骨中）

■ 身体の水平位置を定める
④ 肋骨　　　　　⑤ 肋間
※④と⑤は順不同
⑥ 胸骨角　　　　⑦ 2
⑧ 3　　　　　　⑨ 4
⑩ 2　　　　　　⑪ 3
⑫ 4　　　　　　⑬ 脊柱（脊椎）
⑭ 12　　　　　　⑮ 11
⑯ 10　　　　　　⑰（肩甲骨）下角
⑱ 8　　　　　　⑲ 9
⑳ 10

■ 身体の垂直位置を定める
㉑ 胸骨中　　　　㉒ 前腋窩
㉓ 鎖骨中　　　　㉔ 脊椎（後正中）
㉕ 後腋窩　　　　㉖ 肩甲骨
㉗（肩甲骨）下角　㉘ 中腋窩
㉙ 後腋窩　　　　㉚ 前腋窩
㉛ 胸骨上切痕　　㉜ 第2肋骨
㉝ 第2肋間　　　㉞ 鎖骨中線
㉟ 鎖骨　　　　　㊱ 胸骨柄
㊲ 胸骨角　　　　㊳ 胸骨体
㊴ 剣状突起　　　㊵ 胸骨中線
㊶ 4　　　　　　㊷ 右
㊸ 4　　　　　　㊹ 左
㊺ 5　　　　　　㊻（左）鎖骨中
㊼（左）前腋窩　㊽（左）中腋窩
㊾ 11　　　　　　㊿ 脊椎（後正中）
㊿ 9　　　　　　㊿ 肩甲骨

2 呼吸・循環の働き
（p.24〜26）

■ 呼吸・循環の主な機能
① 酸素

■ 酸素不足のサイン
② 浮腫（むくみ）　③ 現在
④ 脱酸素化　　　　⑤ ここ数か月
⑥ 酸素　　　　　　⑦ 中心（中枢も可）
⑧ 末梢　　　　　　⑨ 酸素
⑩ 浮腫（むくみ）　⑪ B
⑫ A　　　　　　　⑬ 脈拍（心拍）
⑭ 呼吸　　　　　　⑮ 脈拍（心拍）
⑯ 呼吸　　　　　　⑰ 心拍
⑱ 呼吸

> **NOTE　サチュレーションモニターの危険性**
>
> 　チアノーゼがみられたら，間違いなく緊急事態です。
> 　では，サチュレーションモニターで示されるSpO₂の値は，何％ならば緊急事態なのでしょうか。一般的に90％を切ると呼吸不全を考える必要があります。
> 　しかし，日常的にサチュレーションモニターをみていると，「80」という数も出てくることがあります。このほとんどは，プローブが正しく装着されていないことによるものです。あるいは，機器の誤差の表示は低い（危険な）ほうに出るように設計されていることが原因になっている場合もあります。これがあまりに日常化すると，「80くらいまで下がっても誤差の範囲」と考え，本当の緊急事態を見逃してしまう危険性があります。
> 　サチュレーションモニターは本当に必要な人だけに装着し，数値に異常がみられたら，必ず患者さんの状態と異常値の原因を確認しましょう。これは心電図モニターなど，ほかの機器にも共通することです。

Chapter 2 呼吸系のフィジカルアセスメント

1 呼吸器の働きをみる
(p.27〜34)

■ 呼吸器とは
① 鼻腔　　　　② 咽頭
③ 喉頭　　　　④ 気管支
⑤ 酸素（O_2）　⑥ 二酸化炭素（CO_2）
⑦ 換気　　　　⑧ 肺胞
⑨ 酸素（O_2）　⑩ 二酸化炭素（CO_2）
⑪ 肺胞　　　　⑫ ①

■ 胸郭をみる
⑬ 胸骨　　　　⑭ 肋骨
⑮ 胸壁　　　　⑯ 吸
⑰ 呼　　　　　⑱ 正円

■ 横隔膜をみる
⑲ 腹腔　　　　⑳ 筋肉
㉑ 吸　　　　　㉒ 収縮
㉓ 呼　　　　　㉔ 弛緩
㉕ 空気　　　　㉖ 肺
㉗ 打診　　　　㉘ 吸
㉙ 呼　　　　　㉚ 大きくなる
㉛ 小さい　　　㉜ 小さい

■ 呼吸パターンをみる
㉝ 横隔膜　　　㉞ 鼻翼
㉟ 呼吸　　　　㊱ 胸郭
㊲ 少ない　　　㊳ 20
㊴ 1.5　　　　 ㊵ 1
㊶ 横隔膜　　　㊷ 呼吸
㊸ C

■ 肺の状態を推定する
㊹ 気管支　　　㊺ 細気管支
㊻ 肺胞　　　　㊼ ガス
㊽ 臓側（肺も可）㊾ 壁側
㊿ 臓側（肺も可）51 壁側
52 気胸　　　　53 気管
54 胸鎖乳突　　55 音声（声音）
56 左右　　　　57 尺側
58 脊椎（脊柱）59 強く
60 伝わりやすい 61 臓側（肺も可）
62 壁側　　　　63 弱く
64 広がる　　　65 弱く

66【解答例】
患側が増強する。肺実質が水っぽくなるため。
67【解答例】
患側が減弱する。空気の通り道がなくなり音も伝わらなくなるため。

2 呼吸音の聴診
(p.35〜45)

■ 胸壁と肺との関係を捉える
① 背側　　　　② 上
③ 下　　　　　④ 下
⑤ 上　　　　　⑥ 中

■ トラブルの起こりやすい部位
⑦ 下　　　　　⑧ 胸水
⑨ 嚥下（誤嚥）

■ 正常呼吸音の種類とメカニズム
⑩ 換気　　　　⑪ 小さめ
⑫ 気管（気管支）⑬ 肺胞
⑭ 気管支肺胞　⑮ 素早く
⑯ 短い　　　　⑰ 細気管
⑱ 気管（気管支）⑲ 気管支呼吸音
⑳ 呼　　　　　㉑ 水分
㉒ 硬化　　　　㉓ A

【解説】
　肺野末梢では，呼気よりも吸気のほうが長く聴こえます。吸気と呼気の音の途切れは，私たちの耳では判別できないほどわずかで，ゆるゆると音が続きます。
　選択肢Bのように呼気のほうが長く聴こえたり，Cのように呼気が吸気と同等の長さで聴取される場合は，いずれも気管支呼吸音化と呼ばれる異常所見です。

■ 異常呼吸音の種類とメカニズム
㉔ 二次　　　　㉕ 膜（胸膜）
㉖ 吸気　　　　㉗ 低く
㉘ 粗い断続性副雑音　㉙ 高調性連続性副雑音

【解説】
　連続性副雑音が高調性か低調性かは，もともとの気管の太さにかかわらず，空気の通り道がどれくらい細くなっているかによって決まります。通り道が細くなれば，音は高くなります。
　連続性副雑音が聴取されたら，その経時的変化

に着目しましょう。低調性から高調性に変化したら，通り道が狭まってきたという危険信号です。

㉚ 細かい断続性副雑音　㉛ 粗い

㉜ A　㉝ C

※㉜と㉝は順不同

【解説】

細かい断続性副雑音は，肺胞の伸びが悪いために起こる音です。加齢によって肺胞は弾力を失うので，高齢の患者さんの場合は，特に疾患がなくても聴取されることがあります。

呼吸音を聴取する

㉞ 吸気

㉟ 呼気　※㉞と㉟は順不同

㊱ 左右

㊲ 呼吸音

㊳【解答例】

呼吸音は全体的に高調性のため，膜型で十分聴取できるから。

㊴【解答例】

呼吸音の大きさには個人差があり，その人の左右差をみることが必要だから（同時に複数の箇所の音を聴取することはできないし，音の記憶はすぐに消えてしまうため，左右交互に聴く必要がある）。

㊵【解答例】

呼吸音は，吸気・呼気の両者とも評価してはじめて正常か否かを判断できるから（吸気のほんの一時しか異常音が認められないことも多い）。

㊶【解答例】

口をすぼめていると，空気が口から出入りする時に音が発生してしまうから(別の音が混じると，肺胞や気管で発生している音自体を聴き分けにくくなる)。

㊷【解答例】

トラブルが起きやすい下葉の音は,肺の構造上,背側のほうがよく聴取できるから。

㊸ 細かい断続性副雑

㊹ 粗い断続性副雑

㊺ 低調性連続性副雑

㊻ 高調性連続性副雑

㊼ 胸膜摩擦

㊽ C

【解説】

肺梗塞は，心臓から肺へ血液を運ぶ血管である肺動脈の血流が遮断されている状態です。

換気の部分には直接影響を与えないので，呼吸音に異常はみられません。フィジカルアセスメントによってわかるのは呼吸の役割の中の「換気」部分だけなので，聴診でダイレクトに肺の中の血液循環が不調なことを見つけることはできません。

㊾ B

【解説】

気管支喘息などで聴こえる異常呼吸音は，正常よりも音がよく聴こえます。しかし呼吸音自体は正常で，音の大きさに左右差がある場合は，小さい側に異常があると考えられます。水や空気の層があり，聴診器との間に距離ができるために音が通りにくいという異常はありえますが,「音が通りやすい」という異常は，ありえないからです。

㊿ B

【解説】

肺実質の水分量が増えると呼吸音は伝わりやすくなり,本来は喉元近くでのみ聴取される気管(支)音が，肺野で聴取されることがあります。

(51)【解答例】

・気道の狭窄が改善した。

・気道の狭窄が進行し，気道が閉塞した。

※両方についてあげていないと不正解

【解説】

それまで聴取されていた連続性副雑音が消失した場合，気道の狭窄が改善した可能性と，狭窄が進行し気道が完全に閉塞してしまった可能性が考えられます。臨床では，考えられる中で最も危険な状態を想定した対応をとるのが原則です。ここでは後者の対応をとりましょう。

NOTE　それでも腹側から先に聴診する理由

「トラブルの多い下葉の音は，腹側からは聴取しづらい」。このような肺の構造を考えると，聴診は背中の下側から行うほうが異常を早く見つけやすいといえます。でも日常の臨床では，患者さんと向き合った体勢である腹側の聴診から行うほうが進めやすい場合も多いでしょう。

大切なのは，背中にもきちんと聴診器を当てて音を聴くこと。腹側から肺全体の音を聴くことはできないことを忘れずに。

Chapter 3　循環系のフィジカルアセスメント

1 血液が届いているかをみる
（p.46〜52）

■ 循環系とは
① 酸素　　　　　　② 水分（体液）
③ 熱　※②，③は順不同
④ 酸素　　　　　　⑤ 心臓
⑥ 手　　　　　　　⑦ 足
※⑥と⑦は順不同
⑧ 血圧

■ 脈拍をみる
⑨ 橈骨　　　　　　⑩ 左右
⑪ 収縮　　　　　　⑫ 中枢
⑬，⑭【解答例】
　上腕，腋窩など
【解説】
　ある部位で脈拍が触知できなければ，その部位まで正常に血液が行き届いていないということです。逆に手先（橈骨動脈や尺骨動脈）で脈が触知できたら，より心臓に近い上腕動脈で触知できるかを確認する必要はありません。
⑮ 遅く　　　　　　⑯ 徐
⑰ 頻　　　　　　　⑱（早期）期外収縮
⑲ 心室　　　　　　⑳ 呼吸性
㉑【解答例】
　モニター上の心拍数（HR）と実際に測った脈拍数の数値が異なる時や，脈拍測定の際に脈が途中で抜けるような時に，聴診で心拍数を確認する。
　心拍数は心臓が拍動した回数で，脈拍数は末梢の動脈が拍動した回数である。期外収縮や頻脈性の不整脈の場合，たとえば心臓が10回拍動しても，9回しか脈として伝わらないことがある。そのズレを確認するために，心拍数を聴取する必要がある。
㉒ 腋窩　　　　　　㉓ 上腕
㉔ 大腿　　　　　　㉕ 膝窩
㉖ 総頸　　　　　　㉗ 浅側頭
㉘ 尺骨　　　　　　㉙ 橈骨
㉚ 後脛骨　　　　　㉛ 足背

■ 血圧を測る
㉜ 血管壁　　　　　㉝ 末梢血管
㉞ 心拍　　　　　　㉟ 心拍
㊱ 収縮期　　　　　㊲ 最高
㊳ 最低　　　　　　㊴ 上腕

㊵ 心臓　　　　　　㊶ 収縮期
㊷ 橈骨　　　　　　㊸ 収縮期
㊹ 上腕　　　　　　㊺ 収縮期
㊻ コロトコフ　　　㊼ 収縮期
㊽ 拡張期　　　　　㊾ ミリメートル水銀柱
㊿ 水銀　　　　　　㉛ 140
㉒ 90　　　　　　　㉝ B
㉞ B

■ 動脈・静脈の循環を確認する
㉟ 色調（色）　　　㊱ 皮膚温（温度）
※㉟と㊱は順不同
㊲【解答例】
・アレンテスト：橈骨動脈と尺骨動脈の両方を圧迫し，掌を握ってもらう。掌をゆるめ，一方の動脈に当てた指を離す（図）。
　白っぽくなった手掌が3〜5秒以内に元の色調に戻るかどうかで，動脈の狭窄や閉塞の有無，またどちらの動脈に問題があるかを確かめる。

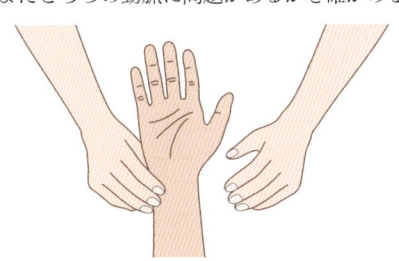

・下肢の挙上・懸垂による色調の変化をみる：臥位の状態で患者さんの両足を1分ほど約60°の高さに挙上する（図）。血液が体幹方向に送られ，足先が白っぽくなる。
　次に足を下げて座ってもらい，足先の色が10秒以内に戻るかを確認する。白っぽいままだったり，元に戻るまでの時間が延長する場合，動脈の循環不全が疑われる。

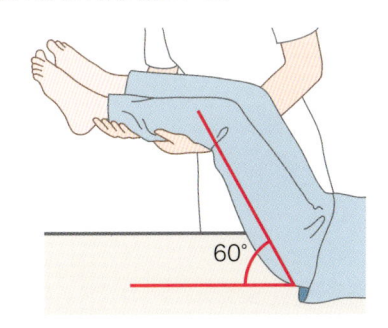

㊳【解答例】
- ホーマンズ徴候をみる：臥位で下肢を伸展してもらい，強制的に足関節を背屈させる（**図**）。下腿三頭筋に痛みがあれば，あるいは，ふくらはぎをつまみ，圧痛が認められれば，ホーマンズ徴候陽性と判断でき，静脈で血液がうっ滞している可能性がある。

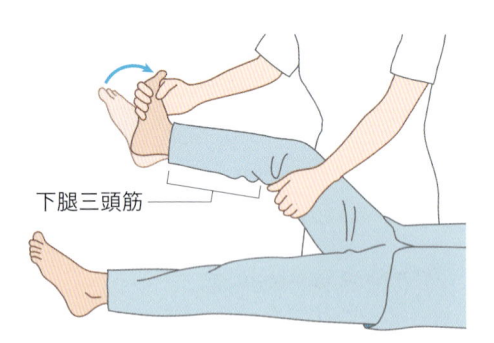

下腿三頭筋

- 浮腫をみる：うっ血を起こすと静脈の怒張が認められ，そこの血管壁がある程度薄ければ，うっ滞による血管内水分の組織への浸み出しの所見として，局所の浮腫が確認できる。
うっ血による浮腫をみるには，下肢の皮膚を指で押してみる。指のあとが残れば，浮腫があると判断できる。

2 心臓の働きをみる
（p.53〜61）

① 血液

■ 心臓の構造
② 右心房　　　　③ 右心室
④ 左心房　　　　⑤ 左心室
⑥ 肺　　　　　　⑦ 肺
⑧ 体　　　　　　⑨ 筋肉（心筋）
⑩ 右心　　　　　⑪ 左心
⑫ 左心

■ 心臓の大きさを推定する
⑬ 心拡大　　　　⑭ 肺
⑮ C
【解説】
　Aの左心室の拡大は推定できますが，右心室の拡大は，右心系が左心系よりも小さく，右心系は左心系の上に乗っかっているような状態のため，

はっきりとはわかりません。
　Bの左右の心房拡大もはっきりとは判断できません。三尖弁狭窄では右心房の拡大，僧帽弁狭窄では左心房の拡大もありえますが，もともと心房より心室のほうが圧倒的に大きいため，フィジカルアセスメントでは推定しづらいのです。
⑯ 5　　　　　　⑰ 鎖骨中
⑱ 2　　　　　　⑲ 左
【解説】
　左側臥位で心尖拍動が触知しやすいのは，左側臥位になることで重量のある心臓がより胸壁に近づくからです。
⑳ B　　　　　　㉑ 左心
㉒ 5　　　　　　㉓ 前腋窩
㉔ 共鳴　　　　　㉕ 濁
㉖ 肺　　　　　　㉗ 5
㉘ 大きく　　　　㉙ 肺
㉚ 鎖骨中　　　　㉛ 胸骨中（正中）
㉜ 左心

■ 中心静脈圧を推定する
㉝ 右心房　　　　㉞ C
【解説】
　頸静脈の視診の前に5分以上安静にしてもらう必要は特にありません。また，頸静脈の観察のしやすさや観察結果については，左右差がないので，どちらで観察してもかまいません。よって，AとBは誤りです。
　正解はCです。頸静脈が観察できるのは，正常では仰臥位の時だけです。
㉟ 胸骨角　　　　㊱ 5
㊲ C
【解説】
　脈が触れるのは頸静脈ではなく頸動脈です。また中心静脈圧の単位は，cmH$_2$O（センチメートル水柱）で表されます。

■ 心臓のポンプとしての役割
㊳ 血液　　　　　㊴ 静脈
㊵ 大静　　　　　㊶ 肺動
㊷ 動脈　　　　　㊸ 肺静
㊹ 大動
【解説】
　基本的には，動脈には酸素の多い動脈血が流れ，静脈には酸素の乏しい静脈血が流れます。しかし

例外として，肺動脈に流れるのは静脈血で，肺静脈に流れるのは動脈血です。

心臓の拡張期と収縮期

㊺ 心室　　㊻ 心房

心臓のポンプ機能の不調：心不全

㊼ 血液　　㊽ 体
㊾ 肺　　㊿ 心臓
(51) 静脈

左心不全のサイン

(52) 1回拍出　　(53) 代償
(54) 100

【解説】

心拍数の正常範囲は60～100回/分とするのが一般的ですが，50～100回/分として50未満を徐脈とする場合もあります。

(55) 脈拍　　(56) (左)心室(心臓も可)
(57) 脈拍（脈）　　(58) 1回拍出
(59) 末梢血管　　(60) 代償
(61) 血管　　(62) ショック
(63) 水腫
(64)【解答例】

左心不全を起こすと右心系から左心系へ血液を送りにくくなり，肺内に血液がうっ血してくる。すると肺胞に，肺の毛細血管から水分が浸み出てくる。この肺胞内の水分を追い出そうとするために，喘息のように連続した咳が出る。

さらに，肺うっ血により気道が閉塞気味になるので，勢いをつけて換気をしようと咳が出る。

(65)【解答例】

左心不全では肺静脈に血液が溜まり肺うっ血となり肺水腫を起こすと，気道の中に水が溜まるため，「ブクブクブクッ」という「粗い断続性副雑音」が聴取される（ただし肺水腫のごく初期には，細かい断続性副雑音のような音が聴こえることもある)。

右心不全のサイン

(66) 血液　　(67) 肺動脈
(68) 静脈　　(69) 頸静
(70) 静脈
(71)【解答例】

消化管からの血液は肝臓を経由し，心臓に還る。右心系へ流入しづらい血液は肝臓で待たされ，肝臓がうっ血する（肝うっ血)。肝うっ血により肝臓の容積が増え，肝腫大となる。

3 心音を聴取する

(p.62～65)

心音が表すもの

① 弁　　② Ⅰ
③ Ⅱ　※②と③は順不同
④ 右心房　　⑤ 三尖
⑥ 右心室　　⑦ 肺動脈
⑧ 左心房　　⑨ 僧帽
⑩ 左心室　　⑪ 大動脈
⑫ 動脈（半月）　　⑬ 房室
⑭ Ⅰ　　⑮ Ⅱ
⑯ 房室　　⑰ 動脈（半月）
⑱ 収縮　　⑲ 拡張
⑳ 拡張　　㉑ Ⅱ
㉒ 動脈　　㉓ Ⅱ
㉔ 収縮　　㉕ 膜型
㉖ 大動脈　　㉗ 肺動脈
㉘ 三尖　　㉙ 僧帽
㉚ ○　　㉛ ×　　㉜ ○

【解説】

Bは誤りです。もともとの音量としては，Ⅱ音のほうがⅠ音よりも大きめです。

㉝ 拡張　　㉞ 4
㉟ 振戦（スリル）　　㊱ 弁

NOTE コールドショックとウォームショック

左心不全で起こるショックは手足の蒼白や冷感が起こるコールドショックですが，これとは別に，手足の血管が拡張して温かくなるウォームショックというものがあります。ウォームショックには，アナフィラキシーショック，エンドトキシンショックなどが含まれます。

見かけの血色は良いのですが，コールドショックと同様，脈拍や血圧が維持できず危険な状態です。見かけだけでショックの可能性を否定せずに，必ず末梢の脈を触知して確認しましょう。

Chapter 4 消化系のフィジカルアセスメント

1 消化系の機能
(p.66〜68)

■ 消化系とは
① 栄養
② 食道
③ 胃
④ 回腸
⑤ 大腸

■ 口腔周辺のアセスメント
⑥ 硬口蓋
⑦ 軟口蓋
⑧ 口蓋扁桃
⑨ 舌小帯
⑩ 口蓋垂
⑪ 口角
⑫【解答例】
- 食物を口に入れることができるかを確認する。口唇や口角が荒れていないか，亀裂の有無などをみる。
- 食物を口腔内に保つ筋肉（口輪筋）が機能するかを確認する。口腔内に空気を溜め込んで膨らませてもらい，空気が漏れずに「ふくれっ面」が維持できるかを観察する。あるいは，ストローで飲み物を吸うことができるかを確認する。
- 咀嚼するための筋肉（咬筋）が機能するかを確認する。両側の下顎関節突起に手を当てた状態で，患者さんに歯をくいしばってもらい，筋肉が盛り上がるかを，触れて確認する（図）。

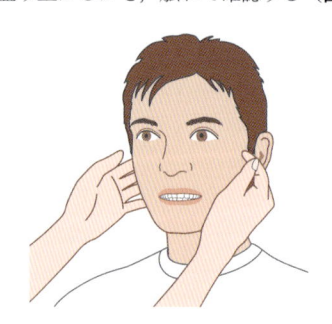

⑬ 咽頭後
⑭ 咽頭
⑮ 気道（気管）
⑯ 誤嚥
⑰ 麻酔

2 腹部のフィジカルアセスメント
(p.69〜77)

■ 腹部に存在するもの
① 肝臓　　　② 上行結腸
③ 盲腸　　　④ 脾臓
⑤ 胃　　　　⑥ 横行結腸
⑦ 小腸　　　⑧ 下行結腸
⑨ 膀胱　　　⑩ 脾臓
⑪ 左腎臓　　⑫ 下行結腸
⑬ 小腸　　　⑭ S状結腸
⑮ 肝臓　　　⑯ 右腎臓
⑰ 上行結腸　⑱ 盲腸
⑲ 虫垂　　　⑳ 直腸
㉑ 膀胱　　　㉒ 消化
㉓ 膵　　　　㉔ 腎
㉕ 脾

■ フィジカルアセスメントでわかること，わからないこと
㉖ 膵
㉗ 肝
㉘ 胸郭
㉙ A
【解説】
　肝臓の辺縁の様子は，腹部をかなり強く押さないとわかりません。そのわりに得られる情報は多くないので，日常的に肝臓の触診を行う必要はありません。
㉚ 腎　　　　㉛ 背（広背）
㉜ 骨盤　　　㉝ 脾
㉞ 脾腫　　　㉟ 腎
㊱ 大動脈瘤（大動脈解離）
㊲ 狭窄

■ 血管雑音の聴取
㊳ 低調　　　㊴ ベル型
㊵ 右腎　　　㊶ 腸骨
㊷ 大腿　　　㊸ 左腎

■ 腸蠕動音の聴取
㊹ 消化　　　㊺ 高調
㊻ 膜型　　　㊼ 1
㊽ 5　　　　 ㊾ C
㊿ D　　※㊾と㊿は順不同
【解説】
　Aは誤り。腸蠕動音の長さや回数をきちんと測

定することは不可能です。高さや大きさなども，入手した情報の活かし方がありません。

Bは誤り。イレウスがあっても，金属音が聴こえない場合もよくあります。

Cは正解。腸蠕動音の消失や減少については判断のルールがありますが，亢進については明確なルールがありません。経験を積んではじめて，判断できるものです。

Dは正解。腸蠕動音は，あちこちに聴診器を当てて聴く必要はありません。腹腔は大きな1つの袋のようなものなので，どこで鳴っていても音は聴こえます。また，音量や音源を判断する意味はないので，腹部のどの部位で聴いても構いません。

■ 腹部の視診・触診
㊶ 右上腹
㊷ 右下腹
㊸ 左上腹
㊹ 左下腹
㊺ B

【解説】

Aは誤り。アセスメントの順序は，「負担の少ないものから始めて，器具を使うものは後に」行うのが原則ですが，腹部の場合は，打診や触診で不自然に腸蠕動を誘発する可能性があるので，視診の後に聴診を行います。

Cは誤り。エコーの予定があれば，尿は膀胱に溜めておいてもらいましょう。エコーは超音波の反射を利用して腹部の状態をみます。音は水の中をよく通るので，膀胱に尿が溜まった状態のほうが，骨盤内の臓器が観察しやすくなります。ただし，強い尿意がある場合は，その限りではありません。

㊺，㊻【解答例】
　圧痛のある部位は最後に触診する，触診に用いる手を温めておく，など

㊼，㊽【解答例】
　筋性防御の有無，圧痛の有無，など

■ 腹水の有無をみる
⑥⓪ 腹腔
⑥① 脂肪
⑥② 便
⑥③ 胎児
⑥④ 濁
⑥⑤ 鼓
⑥⑥ 鼓
⑥⑦ 濁
⑥⑧ 鼓
⑥⑨ 濁
⑦⓪ ある
⑦① B

【解説】

音と同様，振動は空気中よりも水の中のほうが伝わりやすい性質があります。腹水が貯留している場合は，水が臓器の間を隙間なく埋めるので，波動が伝わりやすくなるのです。

NOTE　嘔吐と下痢を分ける関門

　消化管は，口から肛門までの1本の管です。では，逆立ちをしても食物が口方向に逆流しないのはなぜでしょう。それは，消化管には通りにくくなっている場所，いわば関門がいくつもあるからです。最初の関門は喉頭部，次に食道から胃に入る部位である噴門部，と続きます。

　十二指腸と空腸の間にあるトライツ靭帯も，この関門の1つです。嘔吐によって口から戻るのは，このトライツ靭帯よりも上（口側）の消化物です。これより下（肛門側）にある消化物は，どんなに頑張っても口から吐くことはできません。肛門から便や下痢として出ていきます。

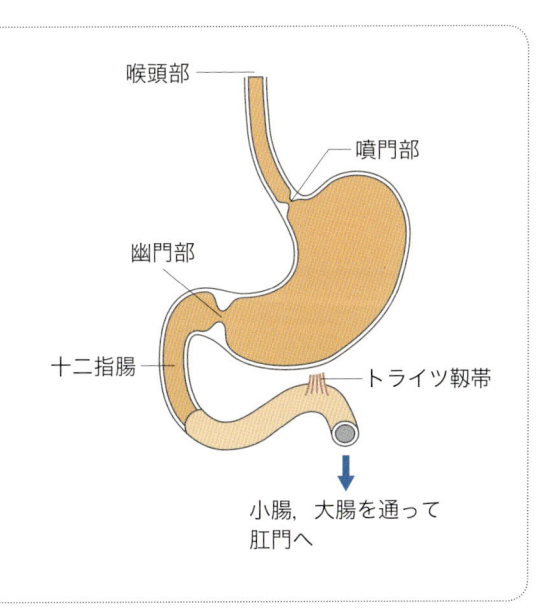

Chapter 5 感覚系のフィジカルアセスメント

1 見る：眼のフィジカルアセスメント
（p.78～85）

■ 眼の部位の名称
① 強膜
② 虹彩
③ 瞳孔
④ 眼瞼
⑤ 外眼角
⑥ 内眼角
⑦ 眼瞼結膜

■ 視力，視野のスクリーニング
⑧【解答例】
・名札や新聞などを患者さんに示し，読んでもらう。読めなかったり，指し示している部分と違う部分を読んでしまうようであれば，日常生活に必要な視力が保たれていないと判断できる。
・指を動かしながら患者さんの視野の外から内へ近づけていき，見えたところで合図をしてもらうことで，おおよその視野の範囲が確認できる。

■ 眼位をみる
⑨ 視線
⑩ 外
⑪ 内
⑫ 強膜
⑬ 甲状腺機能

■ 外眼球運動をみる
⑭ 動眼
⑮ 滑車
⑯ 外転
※⑭～⑯は順不同
⑰ 外眼
⑱ 眼振（眼球振盪）
⑲ 外転
⑳ 外下転
㉑ 内転
㉒ 内上転
㉓ 内下転
㉔ 強膜
㉕ 内転
㉖ 虹彩
㉗ 上転
㉘ 右：斜視なし，運動制限なし。左：外斜視あり，運動制限なし。
㉙ 右：斜視なし，上転制限あり。左：斜視なし，上転制限あり。

㉚

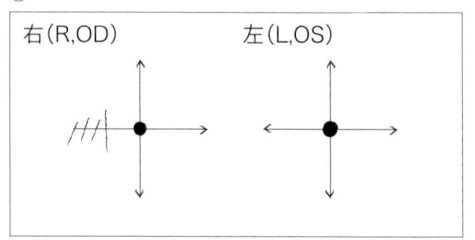

右(R,OD)　　　左(L,OS)

※外眼球運動の制限を示す斜線の範囲は，厳密に問われるものではない

㉛

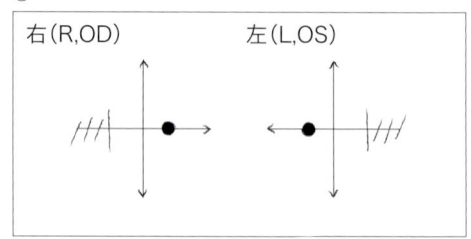

右(R,OD)　　　左(L,OS)

※外眼球運動の制限を示す斜線の範囲は，厳密に問われるものではない

㉜【解答例】
　左眼の外転制限がある，つまり左側を見ようしても，左眼が完全には左側に行かないことがわかる。患者さんにとっては左を見ようとすればするほど，左右の眼に映る像が大きくずれるので，複視（像がだぶって見える）が強くなることが予測される。
　この場合の対応として，たとえば，ナースコールは右側に置く，何かを渡す時は右側からにする，などの配慮により，患者さんの不自由さが軽減されると考えられる。

【解説】
　斜視そのものは，あくまでも外見上のことで，本人の自覚として複視があるかどうかがポイントになります。
　NOTE（▶本文p.79）で示した通り，斜視と複視を混同・混乱しないようにしましょう。

■ 半側空間無視と視野欠損
㉝ 視空間
㉞ 視神経
㉟ 視野欠損
㊱ 半側空間無視
㊲【解答例】
・考えられる不自由：認識のない左側に人の気配

を感じないため，そちら側から話しかけると驚かせてしまう。
- 配慮すべきこと：話しかける時は右側から。
- 考えられる不自由：ベッドの左側から転落する危険性がある。
- 配慮すべきこと：左側のベッド柵を常に上げておき，乗り降りは必ず右側から行ってもらう。

2｜聴く：耳のフィジカルアセスメント
（p.86〜89）

音が「音」として認識される仕組み
① 鼓膜
② 耳小
③ 蝸牛
④ 聴（第Ⅷ脳，内耳，前庭蝸牛，蝸牛）

【解説】
聴神経（第Ⅷ脳神経）は内耳神経，前庭蝸牛神経とも呼ばれ，前庭神経と蝸牛神経が合流したものです。蝸牛神経は聴神経の一部ですが，音を伝えるという働きとしては蝸牛神経でも正解です。

聴力のスクリーニング
⑤【解答例】
患者さんの斜め後方30 cm程度の位置から何らかの言葉をささやき，声が聴こえるかどうか，その内容を答えてもらう。

【解説】
ささやき声はおよそ25 db（デシベル）であり，これが聴き取れるかどうかで聴力低下の程度が把握できます。

音が聴こえない原因
⑥ 蝸牛
⑦ 混合
⑧ A
⑨ C
※⑧と⑨は順不同

【解説】
Bの薬物による副作用とDの加齢による変化は，音が蝸牛までは伝わっていても音の刺激として感じられない，感音性難聴と考えられます。

伝音性/感音性難聴の鑑別
⑩ 感音
⑪ 伝音
⑫ 空気
⑬ 気
⑭ 骨
⑮ 気
⑯ B

【解説】
Aのように骨伝導で聴こえる時間が短く，かつ骨伝導よりも気伝導で聴こえる時間が短い場合は，混合性難聴と考えられます。
Cのように骨伝導で聴こえた時間のほうが気伝導で聴こえた時間よりも長い場合は，伝音性難聴と考えられます。

⑰ 伝音
⑱ 感音
⑲【解答例】
- 考えられる不自由：聴こえない方向（左側）から話しかけられても気がつかない。外見からはわからないので，周囲の人たちから無視したように思われる。
- 配慮すべきこと：話しかける時は健側（右側）から。

Chapter 6 運動系のフィジカルアセスメント

1 関節可動域をみる
(p.90〜93)

■ 関節可動域とは
① 基本　　　　② 移動
③ 左右

■ 関節可動域のみかた
④ 内旋　　　　⑤ 伸展
⑥ 外転　　　　⑦ 外旋
⑧ 屈曲　　　　⑨ 屈曲
⑩ 伸展　　　　⑪ 外転
⑫ 内転　　　　⑬ 外旋
⑭ 内旋　　　　⑮ 手関節屈曲
⑯ 肘関節屈曲　⑰ 肩関節内転
⑱【解答例】
・困難になる動き：ズボンを腰まで引き上げる（引き下げる）ことができない。
・動きにくさの影響を少なくする方法：浴衣タイプの衣類の着用をすすめる。
【解説】
両側の肩関節の伸展が0°に制限されていると、腕を身体の後ろ側（背側）に持っていくことができません。そのために、ズボンやパンツをお尻を越えて引き上げることができなかったり、逆にお尻を越えて引き下げることができなかったりします。これについては、浴衣や前開きのオムツなどの衣類を用いる、などの対応を考慮します。
⑲【解答例】
・困難になる動き：母指とほかの指の指腹を向かい合わせることができないので、何かをつまむ、ひねる、などの動きができない。服のボタンをかけるなどの動作ができない。
・動きにくさの影響を少なくする方法：マジックテープ式の服ならば、介助が不要になる可能性がある。

2 筋力を測定する
(p.94〜99)

■ MMT（徒手筋力測定）とは
① 地球　　　　② 重さ
③，④【解答例】
・立った姿勢で、下ろしていた腕を横に拡げる（肩関節の外転）
・仰臥位で頭を床面から離す（頸部の屈曲）

■ MMTを用いた筋力測定
⑤ 3　　⑥ 5　　⑦ 4
⑧ 3　　⑨ 2　　⑩ 1
⑪ 0
⑫【解答例】
肘の屈曲を保ってもらい、検者が抵抗を加えます（図）。
・力強く引っ張り合いをしても耐えられる
　→MMT5
・少し引っ張ると動いてしまう→MMT4

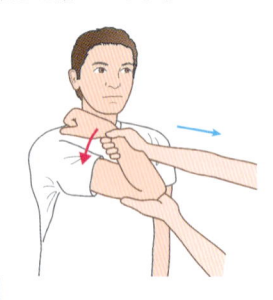

⑬【解答例】
・困難になる動き：足関節の伸展のMMTが2以下だと、歩行時、つま先を持ち上げて地面から離すことができない。そのためにつま先が下がったままになり、地面に引っかかって歩行がしにくい。着地する時も、踵を先に地面に付けることができず、足先から着地してしまうので、つまずきやすい。
・動きにくさの影響を少なくする方法：転倒を予防するためにも、靴は軽い短靴よりも、つま先が下がらないよう足首をしっかりと固定するショートブーツなどのタイプを選ぶ。場合によっては、装具の装着なども考慮する必要がある。

⑭【解答例】
・困難になる動き：手先を自力で持ち上げることができない。つまり物を手先で持つことはできても、それを持ち上げることができない。たとえば、レバー式水栓を使用する場合、上下して水を出す・止めるタイプのものだと、レバーを上げることが難しい。
・動きにくさの影響を少なくする方法：水平方向に左右に動かすタイプのものにすれば、MMT2でも操作ができる。

Chapter 7　中枢神経系のフィジカルアセスメント

1 意識状態を測る
（p.100〜105）

■ 中枢神経系とは
① 脊髄
② 脳幹
③ 末梢

■ 意識，意識障害とは
④ 覚醒

■ 意識障害の程度を評価する
⑤ 重
⑥ 軽
⑦ JCSによる評価：Ⅲ-100
⑧ GCSによる評価：7〔E（開眼）1，V（言語反応）2，M（運動反応）4〕
⑨ ○　　　⑩ ○　　　⑪ ×
【解説】
　Cの「強く圧迫しない」は誤りです。一見配慮にみえるような中途半端な刺激は，判断を誤らせてしまうからです。

■ 呼吸パターンを確認する
⑫ 脳幹
⑬ チェーン・ストークス
⑭ 中枢神経性過
⑮ ビオー
⑯ 失調性
⑰ B
【解説】
　心拍数の増減などは脳幹でも調整されていますが，心拍のリズムはあくまで心臓自体が作っています。これに比べて呼吸は脳幹からの刺激によって営まれているので，脳幹の不調が呼吸の様子に直接反映されます。

■ 瞳孔および対光反射を確認する
⑱ 縮小
⑲ 大脳
⑳ 意識
㉑ 脳幹（中脳）
㉒ 末梢

■ 意識障害時に特異的な肢位
㉓ 亢進
㉔ 除皮質
㉕ 間
㉖ 除脳
㉗ 間

2 高次脳機能を評価する
（p.106〜109）

■ 高次脳機能とは
① 大脳
② 脳幹
③ 意識

■ 認知症のアセスメント
④【解答例】
　記憶力の確認に加えて，映像として記憶に残っていても，それを名前と自発的に結び付けることができるかという，概念操作の様子を確認する。つまり，時計を「時計」の映像として記憶に残すだけでなく，その映像を「時計」という名前に結び付けて答えられるかをみる。
【解説】
　この質問では，指示された物を認識できるのか，認識した物を覚えていられるのか，覚えている物を言葉に置き換えるという概念操作ができるのか，をすべて含めて観察しています。そのため，物を見せる際に，その物の名称（例：時計）を質問者から発しないよう注意が必要です。
注：改訂 長谷川式簡易知能評価スケールでは，「これは時計ですね」などのように物品の名前を1つずつ言いながら見せるのが基本とされています。
　しかし実臨床では，相手に応じて質問の仕方や手順を変えてみてもいいでしょう。それによって，合計得点だけではわからない認知症の傾向や，失われていない機能がわかることもあります。

■ 失語のアセスメント
⑤ 構音　　　　⑥ 感覚
⑦ 運動　　　　⑧ 感覚
⑨ 運動　　　　⑩ 右
⑪【解答例】
　右利きの人のほとんどは左側が言語中枢のある優位大脳半球であるため，左側の脳が障害された場合に，右片麻痺と失語が合併するケースが多い。